# 患者よ、がんと賢く闘え！
## 放射線の光と闇

### 西尾正道
国立病院機構 北海道がんセンター 名誉院長

放射線被ばく、農薬などの化学物質、遺伝子組換え食品など健康環境が悪化するなかで、がん罹病者は年間100万人を超え、原因が解明されていない指定難病も330疾患に増加している。さらに福島原発事故後には国家の愚策による"総被曝国家プロジェクト"が進行し、国民の健康問題が危惧される。今後のがん医療の課題と疑似科学的物語で放射線による健康被害を過小評価している問題に対してラディカルな思考視点を提示する。

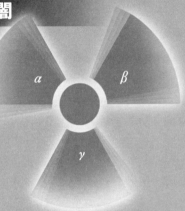

旬報社

# はじめに

　かつて「人生50年」と言われましたが、実際に日本人の平均寿命が50歳を超えたのは1947年です。戦後72年を迎え、女性の平均寿命は87歳を超え、男性も81歳に近づき、日本人全体としては84歳となっています。戦後の経済復興を通して、栄養状態の向上、抗生物質の使用、補液などの全身管理の医学的進歩が長寿に寄与した大きな要因でしょう。

　しかし、かつて国民病といわれた「結核」による死亡は激減しましたが、代わって「悪性新生物＝がん」が今では国民病となってきました。CTが普及し、脳卒中発作が起こっても脳出血か脳梗塞かの区別ができるようになって死亡者数は減少し、1981年に脳血管疾患を抜いてがんが死因のトップとなっています。それ以降、がんによる死亡者数は増加の一途をたどっています。世界的にも2010年にがんが死亡原因の１位となりました。がんの多発は生活環境・食生活が深く関与していますが、近年では放射線被ばく、農薬などの化学物質、遺伝子組換え食品など、健康を害する可能性を秘めた環境にさらされています。

　最近、ネオニコチノイド系農薬が自閉症や小児の発達障害の原因となっていることが明らかになってきましたが、発がんの原因ともなっていることも報告され、さらにうつ病や認知症にも関係しているという報告も出てきています。こうした多重複合汚染の環境悪化のなかで2016年の予測がん罹患者は年間101万人（男性56万300例、女性42万1800例）と予測されています。また原因が解明されていない指定難病は現在330疾患に増加しています。こうした現代人の健康問題を引きずりつつ、高騰する医療費問題や“認知症を伴う高齢者のがん治療”をどうするかなどの課題に向き合う必要が出てきています。

　私は、こうした疾病構造の変化を感じながら、大学卒業後は地方の一臨床医としてがんの放射線治療に携わってきました。しかし1970年代のがん医療の現場では放射線治療は他科の医師もよく理解しておらず、手術ができない人や他に治療法がなくなった人が放射線治療に紹介され

て来るのが日常でした。いわゆる「でも・しか」治療です。他に治療法がなくなったので放射線治療でもしようかとか、残されたのは放射線治療しかない症例が全道から紹介され集まってきました。

　当時は放射線治療ができる施設は少なく、遠方からも来院したため放射線科病棟は51床保有し、日本で最も多くの病床を満床にして進行がんや緩和目的の放射線治療を行なっていました。また今のようにホスピス的施設も皆無でしたので、看取る患者さんも多く、70人も放射線科病棟で死亡した年もありました。夜中に叩き起こされて、真冬はアイスバーンを運転して病院に駆けつけることが日常茶飯事でした。

　医師人生を過ごした現在の北海道がんセンターは、札幌陸軍病院が戦後に国立札幌病院となり、1968年には北海道庁が「北海道地方がんセンター」という看板を付与したため、がん診療に力を入れる施設となりました。この1968年の初年度だけは予算がついたので放射線治療機器も導入できましたが、厚生省が指定した地方がんセンターではなかったために予算も少なく、最新の医療機器の導入も遅れていました。

　そのため昔から病院で保有していた密封小線源を使用した治療も行なっていました。今ではラジウム（Ra-226）線源を使用した最後の医者です。この小線源治療は、患者さんにとって内部被ばくを利用した治療であり、放射線治療のなかで局所制御に優れた治療法ですが、術者が被ばくすることや診療報酬が低くもうからない治療のため絶滅しつつあります。

　必要な放射線治療機器が購入できず、「でも・しか」治療例が多い現場の環境のなかで、日本のがん医療の問題や医療経済の仕組みや放射線治療の課題などを考え続けてきました。

　2000年に舌がんとなった會田昭一郎氏（市民のためのがん治療の会代表）がインターネットを検索して札幌まで訪れ、私のセシウム針を使った小線源治療で治癒しました。會田氏は自分のがん治療の経験から、放射線治療の情報が少ないことを実感し、2004年に「市民のためのがん治療の会」を立ち上げました。

　この患者会は全国各地で講演会を開催したり、年4回の会報の発刊の

4

ほかに、毎日の活動としてセカンドオピニオンの受付と専門医による回答をEメールやFAXを使って行なっています。さらに2009年9月からは、ホームページで「がん医療の今」として、ほぼ毎週のようにがん医療に関する情報を掲載しています。多くの領域でその道のトップランナーの人たちに原稿を執筆していただき掲載しています。寄稿していただいた皆様には心から感謝いたします。この「がん医療の今」に掲載した原稿の一部を1年単位で出版してきましたが、予算の問題もあり、3冊で止まっています。しかし読んでいただきたい玉稿も多く、ホームページにすべて掲載されていますので興味のあるテーマだけでも一読していただければ幸いです。

　こうした活動のなかで、古稀を迎えた私の原稿のいくつかを論考集としてまとめる企画が持ち上がり本書として出版する運びとなりました。出版に当たり、ご協力・ご尽力いただいた會田昭一郎代表、佐原勉氏（市民のためのがん治療の会理事）、木内洋育氏（旬報社社長）に心からお礼を申し上げます。

　本書の出版に際しては、放射線の光と闇、表と裏の世界を取り上げました。物事には裏表があります。放射線もその利用の仕方しだいでは光の面と闇の面があります。放射線の光の世界の典型的なものは、医学における画像診断であり、がんの放射線治療です。上手に使えば多くのメリットを得ることができ、リスク・ベネフィットの観点から、放射線を使用することがリスクよりもメリットがあることから使われています。医療における放射線を使った検査や治療は、過度に心配することなく、必要があれば躊躇せずに受けていただきたいと思います。

　しかし、放射線の健康被害という闇の世界や負の側面としては、核兵器開発や原子力政策の推進のために、科学的とはいえない基準で健康被害を過少評価し、真実が隠蔽されています。2011年3月の東京電力福島第一原子力発電所の事故後、放射線の健康被害が憂慮されていますが、政府・行政をはじめとする為政者や原子力産業界や御用学者化した専門家とか有識者という人たちがあまりにも無責任な「放痴対策」を行なっていることから、放射線の闇の世界を根本的に考えていただきたく、光

の世界と比較してまとめることとしました。

　原子力発電は、コスト・ベネフィットの観点から稼働中の費用だけを他のエネルギーと比較して割安だと宣伝し、推進されてきましたが、福島原発事故でまったく嘘であることが明らかになりました。使用済み核燃料棒の処理方法も決まらず、廃炉費用も計算に入れず、事故を起こせば試算不能なほどの対策費が必要となることなど、国民にまったく知らせることなく、原発を普及してきたのが日本です。政治的には原発稼働によりプルトニウムなどを保管し、潜在的核保有国としての立場を堅持したいと考えているのかもしれません。しかし、原発は事故を起こさなくても、稼働や再処理する過程で大量のトリチウムを放出することから、健康被害をもたらすことも知られています。何よりも、発電技術は他にも代替手段があります。しかし、核兵器開発や原発を稼働するために、放射線の健康被害という闇の世界は明らかにせず、科学的とは言えない理屈で国民をだまし続けています。本書は、医学における放射線の利用と比較しつつ放射線の闇の世界の問題点を明確にすることも目的の一つとしています。がんが国民病ともいえるような時代となり、自分の命をどう守るかを考える一助となればと思います。

　20世紀の後半から、人類は放射線との闘いの時代を生きることとなりました。しかし、科学性をもった正しい知識で放射線を利用することが重要なのです。


　なお、本書の出版に当たっては、今まで発表した原稿のいくつかを基にしたため、内容的に重複していたり、専門用語が使われている個所もあることをお許しいただきたいと思います。また、20年以上前の原稿を基にして加筆・修正した場合もありますので、数値を最新のものに置き換えたり、図表も削除したり差し替えたり、補足として説明を追加しました。そこで、初出原稿も読めるように掲載先を文末に記しました。

　最後に、巻末には内部被ばくの問題を扱った『放射線健康障害の真実』と、がん治療や農薬・放射線などによる複合汚染による健康問題を扱った『正直ながんのはなし』の2冊について、総合的に考えるうえで

参考としていただければと思い、自著紹介として掲載しました。

　本書が、日本のがん医療の変遷や、がんが多発している日本の現状を病因論も含めて考える参考となれば幸いです。


2017年9月

著　　者

患者よ、がんと賢く闘え！―放射線の光と闇◉目次

はじめに　3

# 第Ⅰ部　放射線の光の世界を求めて……………………11
## ―がんと賢く闘う

第1章　放射線科医としての歩み　12

第2章　納得のいくがん治療をめざして　33

第3章　患者よ、がんと賢く闘え　37

第4章　患者会活動としての政策提言　59

第5章　医療改革の方向性　72

# 第Ⅱ部　放射線の闇の世界を考える……………………87
## ―核汚染の時代を生きる

第1章　福島原発災害を考える　88

第2章　低線量放射線被ばく　118
　　　　―福島の子どもの甲状腺を含む健康影響について

第3章　鼻血論争を通じて考える　136

第4章　原発事故による甲状腺がんの問題についての考察　140

第5章　原発稼働による健康被害について　181
　　　　―トリチウムの問題

第6章　一億総がん罹患社会への道　194

9

第Ⅲ部　日本の医療と健康問題を考える ················· 213

第1章　崩壊する社会保障制度　214

第2章　科学・医学の光と影　222

第3章　子宮頸がんワクチン問題を考える　225
　　　　　―予防接種より検診を！

第4章　がん検診を考える　230
　　　　　―なぜ、いま、健診か

第5章　これでいいのか！　日本のがん登録　235

第6章　TPP がもたらす医療崩壊と日本人の健康問題　242


自著を語る　253


刊行に寄せて　257

# 第Ⅰ部
# 放射線の光の世界を求めて
## ─がんと賢く闘う

# 第1章　放射線科医としての歩み

## ◇なぜ放射線腫瘍医の道を選んだか

　私が放射線科医をめざした理由は、客観的な指標で診断や治療を行なえると考えたからです。医学部卒業後は臨床一筋の生活でした。大学入学時から経験した学園紛争や1970安保闘争の時代をくぐり抜け、医学書よりも多くの哲学や思想に関する書籍を読み漁っていました。私の青春の書の代表的なものはカール・マルクスの『経済学・哲学草稿』です。ヘーゲルの観念論から史的唯物論を打ち出した1844年に書かれた初期マルクスの作品ですが、そこでは疎外論など人間存在そのものに関する重要な考察が行なわれています。

　学園紛争にも関わり不当な無期停学処分をされて1年留年しました。しかし学生時代に培われた感性では、教授を頂点とした医局講座制を支える一員となることや、業績主義的な大学に残る気持ちにはなれませんでした。医師免許証さえあれば孤立無援でも何とか並みの生活はできると考えたのです。

　当初は精神科医療への進路を考えていましたが、学生時代に精神科の病院に研修に行ったときに進路を変える経験をしました。アルコール中毒の患者さんが病院から逃げてしまう事件がありました。病院スタッフの方が自宅に戻った患者さんを連れて帰ってきて、医療措置としての限界ともいえる強硬手段で患者さんに鎮静剤を打ち、保護室に入れる光景を見ました。このとき、「アルコール中毒」とはなんという概念なのだろう？　と感じたのです。普通のサラリーマンの方が毎日夜遅くまで飲酒していても、次の日にきちんと会社に出勤していればアルコール中毒ではなく、それは嗜癖でありお酒の好きな人で終わります。しかし飲酒により社会的生活に支障が出れば「アルコール中毒」となります。この

12　第Ⅰ部　放射線の光の世界を求めて

ように当時は精神疾患の場合、疾病概念そのものが社会的なものを絡めて定義づけられていました。「正気と狂気」や「正常と異常」は紙一重であり、疾病概念の成立が社会経済的な要因や価値観で左右されていたのです。富を生み出す源泉である労働力の修復が医療の役割である資本主義社会では、働けない酒好きの人は「アルコール中毒」と診断されかねないのです。

その点、放射線医学は物理的に理詰めで考えることが可能な領域であると考え魅力を感じました。放射線の透過と吸収の差異により物理的な要因で出来上がった一枚のX線写真には嘘はありません。嘘をつくのはX線写真の読影ができない医者なのです。

大学6年時の夏休みに晴山雅人（前札幌医科大学放射線科教授）先輩が勤務していた国立札幌病院・北海道地方がんセンターの放射線科に見学に行ったとき、血管造影検査を見て感銘を受けました。当時1970年代までの診断学では存在診断（疾患の有無）しかできなかったのですが、血管造影では質的診断（どんな疾患かの鑑別）が可能な手技として普及しつつありました。大変興味をもち放射線科への進路を決めました。

卒業した1974年の春にはCTが発表され、それは医療情報がアナログの世界からデジタルの世界へ大きく変わる幕開けでした。1950年代にNASAの宇宙開発からコンピューター技術が始まり、1960年代にはIBM（International Business Machine）がいち早く商業の世界に導入し、1970年代となりCTを契機にコンピューターテクノロジーが情報のデジタル化への道を作り上げ現在に至っています。

戦後の多くの医師が当時の「国民病」だった結核の克服をめざしたのと同じように、私もこれからは「がんの時代」だと考え、放射線を使用した画像診断と治療でがん医療に携わることにしました。

卒後は国立札幌病院・北海道地方がんセンター放射線科で2年間の研修医をしました。3年目にどこに行こうかと考えていたときに、当時の医長先生が国立函館病院からポストを借りてきて職員となり、肩書は「厚生技官」となりました。数年して国立札幌病院の職員となり、大学とは関係なく、最初に勤めた病院で勤務し続け、定年退職しました。医

者の経歴としては一つの病院でしか勤務しなかったのですから極めて稀な経歴となります。

　放射線科の診療は、大きく分けると診断学と治療学に分かれますが、以前は学会認定の専門医制度は一本化されていました。それが、2006年度より日本医学放射線学会専門医制度が改訂され、放射線科専門医は診断専門医と治療専門医に称号が分離しました。私も若いときは血管造影に興味をもち、またCTの報告書を書いたりもして診断学も勉強していましたが、国立札幌病院・北海道地方がんセンターの放射線科病棟は全国一多い51床の病室を保有し、全道から進行した患者さんが集まってきていたため、放射線治療に主力を置く生活となりました。また苦労してX線診断の報告書を書いても治療医が駄目であれば、どんなに良い報告を書いても患者さんには寄与できません。そのため診断もできる治療医になろうと考えたのです。

## ◇ライフワークとなった小線源治療

　国立病院だったため最新の高額な放射線治療機器の購入がままならなかったことも関係して、保有していた密封小線源を使った低線量率放射線治療に携わりました。さまざまながんに対して「小線源」という細く小さな放射線を出す管状・針状・粒状の線源を埋め込んだり貼り付けたりして照射する方法です。臓器の内側から病巣を制御できる線量を照射しますので、周囲組織への影響は少なく、患部のみに放射線を浴びせることができる治療法です。現在の強度変調放射線治療や画像誘導放射線治療や陽子線治療などの外部照射技術の進歩は、この組織内照射などの小線源治療にいかに近づけるかの工夫の歴史とも言えるのです。

　線源の留置方法によって組織内照射とか腔内照射と言われています。低い線量でじわりと照射する低線量率小線源療法では線源を手で直接扱うため、術者は被ばくすることになります。そのためガラスバッジの値は日本で最も被ばくしている医師の一人だと思います。

　この治療法は非常に治る治療なので、患者さんを目の前にすればついつい手を出してしまいます。線源の配置や留置方法も個別の症例ごとに

14　第Ⅰ部　放射線の光の世界を求めて

工夫して治療します。これは医学的な根拠を基に線量計算を行なうとはいえ、視診・触診で病巣を把握し、標的を決めて線源強度と照射範囲を勘案して行なう経験的で職人的なアナログの世界でした。当時は線量計算するコンピューターもなかったのです。

　しかし、今ではこうした治療法は、医療従事者が被ばくを余儀なくされること、診療報酬が低くて採算が合わないこと、治療するためには管理区域内に特別な隔離病室が必要なこと、などから"絶滅危惧"の治療法となっています。こうした経験のなかで、医療の質や方向性も経済的問題が絡んでいることを身にしみて感じ、社会のなかにおける医療という視点や経済学的視点で医療も考えることを学びました。

　しかし、何よりも学ばせてもらえたのは患者さんからです。医学の現実ばかりではなく、人生観や死生観を考えるうえでも多くのことを学ばせていただきました。まさに「患者さんから学ぶ」の人生でした。

　また私は、4人の放射線治療医が在籍していた放射線科の医局のなかで最も若かったことから、大変自由な働き方をさせてもらいました。具体的には、卒後2年目の秋には自治医大の放射線科（当時：大澤忠教授）に診断学の研修のため出かけました。空いていた学生寮に泊り込んで、当時は珍しい米国流の放射線診断学の現場を見分することができました。その翌月からは、慈恵医科大学の放射線科（当時：望月幸夫教授）の研究室の一室に泊り込んで、東京女子医大放射線科（当時：田崎瑛生教授）の放射線治療を見学しました。さらにその翌月には、国立がんセンターの頭頸部外科（当時：竹田千里部長）で頭頸部がんの手術を中心に研修させていただきました。こうした経験から、一流の諸先生たちの仕事ぶりに接して多くのことを学ばせていただいただけでなく、その後の人脈形成にも繋がっています。

　また卒後数年間は、関連していた他院は耳鼻科医が1人しかいない院内環境だったことから、毎週のように耳鼻科領域のがんの手術の助手として手術室に入って働く機会がありました。こうした経験は、外科的処置が必要なことも多い小線源治療を行なううえで大変役立ったのです。

　本章では、内部被ばくを利用した小線源治療例を数例示します。こ

の治療法は、これからの医学ではお目にかかることもなくなることから、過去の放射線治療の工夫の歴史の一つとして知っていていただきたいと思います。そして、本書の第II部で取り上げる放射線の健康被害を考えるうえで、内部被ばくが重要であることを、医学における内部被ばくを利用した治療を知ることにより理解を深めていただきたいと思います。

### ◇症例の解説

　放射線治療の歴史は120年余りですが、病巣にだけ照射し、周囲の正常組織には照射しない工夫の歴史です。現在では、放射線を出す装置に多分割絞りという鉛の絞り装置を装着してコンピューター制御により開閉し、照射する標的の形状に即して照射できるようになりました。しかし、私が行なってきた小線源治療は患部にだけ照射する究極の治療法の一つです。医療従事者自身が被ばくしながら、診療報酬が当時は2万円とか6万円ですから、馬鹿かお人好ししかやらない治療で、今では絶滅危惧の治療法です。

　以下、いろいろな内部被ばくを利用した治療症例を提示しますので、内部被ばくについてのイメージをもってください。

　食道がんでは200例以上のRa-226管による腔内照射を行ないました。当時、5年生存率10%以下だったII期・III期の進行食道がん症例の非切除治療で25%前後の5年生存率を得ています。今では私がRa-226を使用した最後の医者かも知れません。線源から5mm以内は線量勾配が急峻で不正確となるので、直径1cmの胃洗浄用のチューブを内視鏡に準じて飲み込ませて内腔にRa-226管やCs-137管の線源を4～5本縦に並べて挿入し腔内照射を行ないました（図表1-1）。

　セシウム針（Cs-137）は、金属で被覆した中にCs-137の線源を封入して作られています。被覆している金属でβ線を全部カットし、γ線だけを使って照射します。〈症例1〉（以下、症例は25頁以下のカラー頁に掲載）に舌がん症例を示します。Cs-137はまず94.4%β崩壊してβ線を出し、その後にγ崩壊してγ線を出します。ですから、原発事故後の尿測定による内部被ばくの検査でCs-137のγ線が1Bq出たとしたら、実

16　第I部　放射線の光の世界を求めて

**図表1-1　管状線源を縦に配列した食道がんに対する腔内照射**

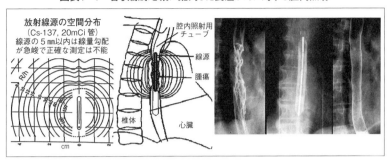

際には体の中では β 線も 1 Bq 当たっているのです。

　2 cm 程度の左舌縁にできた腫瘍に対して局所麻酔下で 7 本のセシウム針を刺入し 5 日間留置し組織内照射をしています。この針から γ 線が出て照射されます。抜針10日後の写真では被ばくした部位に強い炎症による白苔が付着し急性期の反応が見られます。内部被ばくを利用した治療ですから、放射線が当たっている部位にだけ反応が出るのです。5 年後の治癒所見ではまったく腫瘍の跡形もありません。

　こうした治療では、使用した放射性物質の強度を線源の外側 5 mm の範囲に当たる計算で、がんの治療を行なっています。しかし、ICRP（国際放射線防護委員会）の理論では、この使用した放射性物質の強度が全身に当たっていると全身化換算した被ばく線量として処理されるので、内部被ばくの線量はとんでもなく過小評価された線量となります。このため、健康被害の最も大きな要因である内部被ばくの問題が隠されてしまいます。

　〈症例2〉は、舌の半分以上を占める大きな舌がんですが、手術をするとすれば舌全摘か亜全摘が必要となります。当時は血管吻合を用いた遊離皮弁による再建手術ができなかった時代で、80歳を過ぎた女性に対して治す治療はこの組織内照射しなかったのです。幸い全身麻酔ができたので、26本のCs針で治療しました。5 年後の治療部位は委縮していますが、まったく日常生活に支障なく治癒しています。

　〈症例3〉は、外向発育型の大きな舌がんで、手術では亜全摘となり

第1章　放射線科医としての歩み　17

ます。外側に大きく増大している部分の腫瘍をレーザーメスで切除して約2.5cmの厚みまで腫瘍を減量し、2面刺入で治療しています。この小線源治療は、ほぼ確実に治療した部位は治せますので、私は、腫瘍サイズを減量して線源の使用本数を減らしたり、良好な線量分布を得られるように腫瘍の形を形成してから照射する方法もよく用いました。

〈症例4〉は、ゴールドグレイン（Au-198）という粒子状の線源を使用した治療例です。この粒子状線源は0.8mm×2.5mmの粒で、X線フィルム上では放射線の強度により黒く写っています。

この線源は、原子炉で放射化して製造され供給されています。口腔底がんに対して33Gy外部照射をして凸凹を少なくし、歯科でプロテーゼ（鋳型）を作ってもらってAu-198線源を配置し、瞬間接着剤で固定し、5日間装着して密着照射しました。線源を近接し密接触して照射する方法で、医学的にはモールド治療と言います。食事のときは、はずして経口摂取します。食後また装着して5日間だけ管理区域内の病室で生活するだけの治療ですから、医学的に適応があれば超高齢者でも可能な治療法です。線量評価は、線源から5mm以内は正確な測定ができず不正確であるため、線源中心から5mmの距離で評価しています。治療10日後の口腔底の粘膜反応と3年後の写真も示します。

〈症例5〉は、口蓋原発の悪性黒色腫に対するAu-198線源によるモールド治療例です。症例4と同様な方法で、50Gyの外部照射後に上顎歯肉から硬口蓋の鋳型を作り、30個の線源を使用し7日間装着して治療しました。こんな職人的な治療ですが、診療報酬は当時2万円です。また悪性黒色腫は放射線感受性が最も低く、通常は放射線治療の適応にはなりませんが、こうした密着した治療では線源中心から5mmの距離で線量を計算していても、密着している部位はさらに多くの線量が照射されるので、治癒させることができます。この治療では、線源から5mm深部で計算し、粘膜下2mmまでを標的として101.6Gy照射しています。

この例を見れば、原発事故で放出された放射性微粒子が鼻粘膜に付着した場合、大量の被ばくを受け鼻出血が起こってもまったく不思議ではないことが理解できます。また10年間の経過を写真で見れば、黒色が

18　第Ⅰ部　放射線の光の世界を求めて

徐々に消失しています。これは放射線治療後のがん細胞の死は突然死ではなく、照射により傷ついた細胞が分裂する過程で最終的に分裂能力を失い死滅する「分裂死」であることを示唆しています。傷ついた腫瘍細胞が分裂過程で分裂能力を失って死滅していくのです。そのため1年後でもまだ黒色の粘膜が残っていますが、徐々にがん細胞が分裂能力を失って最終的に消えていきます。

　この現象を正常細胞に対する放射線被ばくの場合にあてはめて考えてください。正常細胞が被ばくしても回復してまったく正常に分裂できる場合もあるし、傷ついても何代かは一見正常に分裂しますが、最終的には傷ついているために障害を伴う細胞となる可能性が示唆されます。正常細胞が放射線被ばくした場合、傷ついた遺伝子でも2代目、3代目は普通に分裂できるかもしれませんが、遺伝子が傷ついているため、分裂過程で何代か後に細胞が死滅したり、がん化したり、先天障害の原因となるのです。

　〈症例6〉は、中咽頭がんに対してAu-198粒子状線源を永久刺入した治療例です。50Gy外部照射して突出している腫瘍を平坦にしてから線源を刺入しています。散弾銃の弾が体内に入り、そこから放射線が出て治療しているようなものです。こうした治療ができる施設かどうかで中咽頭がんの治療法の選択は異なります。図表1－2は、日本のトップレベルのがん治療施設が参加している厚生省がん研究助成金による研究班の報告です。中咽頭がんに対する根治治療法は、手術的切除か放射線治療ですが、切除率は施設により大きく異なります。一次治療として80％切除している施設から北海道がんセンターのように21％の施設もあります。治療成績にさほど差はないのですが、頭頸部外科医（耳鼻科医）と放射線治療医の考え方や院内のバランスの問題や小線源治療が可能かどうかが大きく関与しています。

　〈症例7〉は、イリジウム（Ir-192）というwire状の線源を使用した治療例です。Ir-192 wire線源は極めて細く太さは0.3mmで、2cm、3cm、5cmの長さで供給されていました。この線源を内套管に入れ、それを体内に留置した外套管に挿入して治療します。

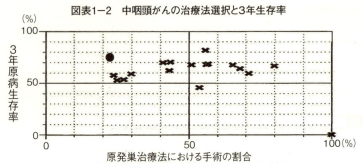

図表1-2 中咽頭がんの治療法選択と3年生存率

注：●は北海道がんセンターの成績。切除率21％、3年生存率74％。
出所：厚生省がん研究助成金、平成10年斎川班報告より作成。

　細いwire線源の特性を生かして、血管内照射も行ないました。腎機能不全で透析している患者さんでは透析用AVシャントを作っていますが、経過中に狭窄を生じます。こうした変化に対して血管の狭窄部の血管形成術を行ない、その後にIr-192線源を血管内に挿入して照射します。再狭窄の予防や再狭窄までの期間が有意に延長する治療効果を認めています。

　甲状腺がんの症例では、手術時に気管浸潤があり、がん細胞が気管前面に残存したため、術中に外套管を留置し、術後に線源を挿入し組織内照射を行ないました。甲状腺乳頭がんは放射線感受性が低く通常の外部照射では制御できませんが、こうした方法では残存した腫瘍細胞を治すことが可能です。10年後の写真では前頸部皮膚は色素沈着と色素脱出が混在していますが、がんの再発はなく治癒しています。出産の前後を周産期と言いますが、手術を挟んで術中・術後に小線源治療を行なう手技は周術期小線源治療と言っています。

　〈症例8〉は、舌根〜前口蓋弓〜軟口蓋に広く進展した進行中咽頭がんの症例で、手術不能例です。顎下部からは軟口蓋の病巣に線源を挿入し、オトガイ下からは舌根部の腫瘍に線源を挿入し治療しています。線源抜去2週間後の粘膜反応が出ている部位が治療した部位です。また、5年後の所見では右軟口蓋は委縮して上方に吊り上っていますが治癒しています。こうした治療ができない施設では、中咽頭がんの治療法選択

で示されたように手術有意の治療となるわけです。

〈症例9〉は、皮膚瘢痕がんに対するIr-192 wire線源による組織内照射例です。子どものころに火傷した皮膚から発生した皮膚がんです。外科医は3回切除治療をしていますが再発を繰り返し、84歳で喘息の持病があり全身麻酔もできず、手に負えなくなって放射線治療に紹介されて来ました。50Gy外部照射後に凸凹を少なくしてIr-192 wire 線源による組織内照射を行なっています。こうした進行がんでは、さらに外部照射を追加しても治癒は望めず、じわりと照射する低線量率組織内照射が有効と判断したものです。2年後の写真では色素脱出して治癒しています。

〈症例10〉も頬粘膜がんに対するIr-192 wire線源による組織内照射例です。左頬粘膜全体に腫瘍が進展し皮膚にまで2ヶ所に顔面の頬部皮膚に浸潤して腫瘍が顔を出しています。もちろん外科治療ではギブアップです。50Gyの外部照射により腫瘍の厚みを少なくして一面刺入で組織内照射し、7.5㎜の距離で腫瘍制御線量を計算し照射しました。2年後の写真では、最初に厚みのあった部位は多くの線量が照射されているので、色素脱出が起こっていますが治癒しています。

〈症例11〉は舌がん例で、頸部リンパ節転移が頸動脈に固着したN3状態の症例です。できるだけ切除して頸動脈壁に残存しているがん細胞に対する治療として術中に外套管を留置し、術後にIr-192 seed線源を挿入して治療した症例です。頸動脈再建ができなかった時代には、こうした頸動脈に癒着したリンパ転移に対して20例以上の治療を行なっています。写真右側のもう一例は下咽頭がんの症例です。

〈症例12〉は、80歳の局所進行T4乳がん例ですが、CT上では壁側胸膜まで浸潤していたため手術不能で放射線科に紹介されて来ました。50Gy外部照射後に超音波装置をガイドにして肺を穿刺しないように注意してIr-192線源で治療しています。

なお、最近は早期の乳がんに対して切除しないで放射線治療で治す工夫も行なわれているようですが、私はお勧めしません。数例の手術不能局所進行乳がんに対し同様な小線源治療を行ない、全例局所制御していますが、瘢痕化して美容的には決してよくありません。早期乳がんであ

っても10年後の仕上がりを考えれば乳房温存手術のほうがよいと思います。なんでも切らずに治すことがよいとは思いません。治療後10年先を見通した仕上がりを考えて治療を考えるべきでしょう。

〈症例13〉は、T4食道がんに対する周術期Ir-192 線源による組織内照射例です。食道原発巣が気管膜様部や大動脈壁に浸潤しており、切除不能と判断し、術中に線源を挿入するための外套管を留置し、左鎖骨上から外に出し、術後5日後に線源を挿入して組織内照射を行ないました。12年以上は生存を確認していますが、その後は来院せずフォローアップから漏れました。

〈症例14〉は、脳腫瘍に対するIr-192線源で治療した数例の写真です。多くの悪性脳腫瘍は術後に照射していますが、なかなか治癒させることは困難なことが多いのが現実です。そのため、脳腫瘍に多くの線量を照射する工夫として組織内照射を考えたのです。脳内に細いIr-192線源を挿入して21例に組織内照射を行なっています。手技的には術中に線源を挿入するために外套管を外に出さなければなりませんが、硬膜を通し、頭蓋骨に小孔をあけて出し、さらに頭皮から出すことが必要であり手間暇のかかる問題がありました。失語症が問題となる部位の腫瘍では会話をしながら定位的に線源を挿入し、失語症が出ないことを確認しつつ治療しています。この脳腫瘍に対する治療はガンマナイフが出てきた時点で中止しました。

〈症例15〉は、細いIr-192線源の特性を生かして治療した症例です。周術期小線源治療として術中に残存腫瘍や再発腫瘍に対して行なっています。外科系の医師たちにこの治療法を理解していただき、他院の手術室にまで出かけて外套管を留置したり、院内では急遽残存したために手術室に呼ばれて駆けつけたりといった生活でしたが、今となっては楽しい思い出となっています。しかし、手術不能例や他に治せる治療法がなくなった症例でも治癒できた経験をすることができたのは小線源治療の魅力でした。

〈症例16〉は、骨肉腫の肺転移に対する治療例です。2002年に遠隔操作式後充填法照射装置（RALS,Remote After-Loading System）が導入さ

れてからは術中に遠隔操作で線源を送り込んで照射する治療もできるようになりました。この装置は、放射能の高いIr-192線源を使用するので数分間の照射で治療を終えることができ、また医療従事者が被ばくすることはなくなりました。

50Gy外部照射後に切除手術を行ないました。術前に胸椎に浸潤している転移病巣は取りきれないと判断していたことから、残存腫瘍に対して術中にRALS治療で50Gy追加照射した症例です。この治療の詳細やエピソードは「市民のためのがん治療の会」のホームページ「がん医療の今」に『明日に向かって―肺転移した骨肉腫を克服して』と題して患者さんが経験を寄稿してくれています。ぜひ読んでいただきたいと思います。(http://www.com-info.org/tiso.php?so_20170207_paku)

こうした種々の線源の形状やサイズを使い分けていろいろな疾患に小線源治療の適応拡大を工夫してきました。手術室にも入り外科系医師との信頼のなかで仕事をすることができました。

## ◇退職して思うこと

退職して5年目を迎えます。現役時代の超多忙な生活により「燃え尽き症候群」的な気持ちも正直あります。頭の中には約3万人のがん患者さんの情報が残っています。今では「治るものは治るし、治らないものは治らない」という感想です。そして患者さんにとって大事なことはどんな医師と出会ったかであると実感しています。ガイドラインに準じた治療で無難に治癒を得る人もいますし、また進行がんで予測どおりの経過で死を迎える人もいます。進行がんでも一工夫した治療でがんを克服できた人もいます。また末期の状態でも、冷たく扱われたりする人がいる一方で、温かいサポートを得て感謝の気持ちで最期を迎える人もいます。死に様はいろいろですが、同時に生き様の裏返しでもあります。

好きで結婚しても約35％が離婚している社会です。価値観の多様性は多くの選択肢を生み出しますが、医療場面における出会いも半運命的なものです。しかし、ネット社会となり情報を得る機会が増えていることから、正しい情報を嗅ぎ分けて自分の命や健康を守ることが必要だと

思います。

　放射線治療医としてほぼ全ての臓器のがん治療に携わってきました。食道がんの診療では自分でバリウム造影検査や内視鏡検査をしていました。頭頸部がんの診察では額帯鏡で診察し、生検までしていました。触れる部位は全て触診し、腫瘍の硬さも治療の参考としました。超音波装置は聴診器替わりに使いました。耳鼻科領域、消化器領域、婦人科領域など各診療科の専門医が行なう診察も、未熟でも基本的には自分で行ない診察してきました。がん治療の現場では、医療機器がいかに進歩しても、こうした視診・触診を基本とすべきだと思っています。放射線治療の標的範囲を決めるためには、まず局所所見が最も重要な情報だからです。

　画像や腫瘍マーカ等の血液検査が全てではありません。患者さんに手を当てる触診と視診、いわゆる「お手当」から始まって医師と患者さんの人間関係がまず成立するのです。コンピューター画面だけ見て診察している医師が多くなってきたようですが、医療はあくまでも人間を相手にしているのです。

　また医師は忙しい現場と新しい医学知識の吸収だけでも大変ですが、社会人の一人として専門馬鹿にならず、自分が生きている社会全体の問題も考えるべきだと思います。将来、戦場に駆り出されて軍医となるかもしれないとしたら、戦争を起こさないことがまず大事なのです。

　現在私は、院長に就任した2008年から始めた「がん何でも相談外来」を行なっています。この外来は紹介状も検査資料も一切不要で、患者さんの話を聞き、これからの治療や対応についてアドバイスする外来です。今後は、老兵は去るのみです。

　なお私の経歴や紹介などは下記の記事も参考にして下さい。

初出：https://medicalnote.jp/doctors/151117-000007-HSQHQK
　　　https://medicalnote.jp/contents/151117-000041-ABGFJE
　　　https://medicalnote.jp/contents/151117-000042-VRBORD
　　　https://medicalnote.jp/contents/151117-000043-BBAZWQ
　　　https://medicalnote.jp/contents/151117-000044-ZAWLUW
　　　https://medicalnote.jp/contents/151117-000045-PSRBOX

〈症例〉

症例1　Cs-137針を利用した舌がんの組織内照射（一面刺入）例

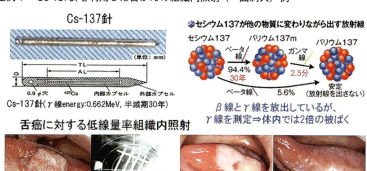

① セシウム-137は体外からの被曝線量の測定値の2倍の被曝となる
② 局所線量を全身化換算する内部被曝の線量評価は間違っている

症例2　Cs-137針を利用した舌がんの組織内照射（立体刺入）例

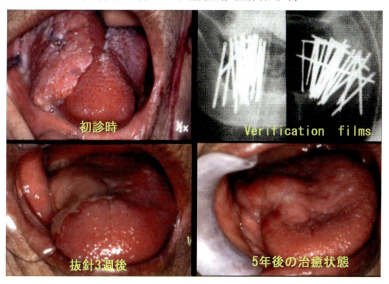

第1章　放射線科医としての歩み　25

症例3　舌がん病巣を減量後に組織内照射（二面刺入）した例

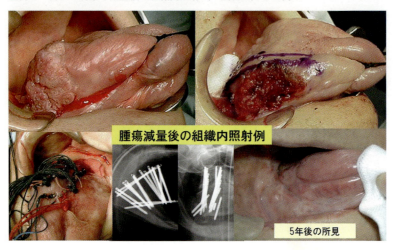

症例4　口腔底がんに対するAu-198粒子状線源によるモールド治療例

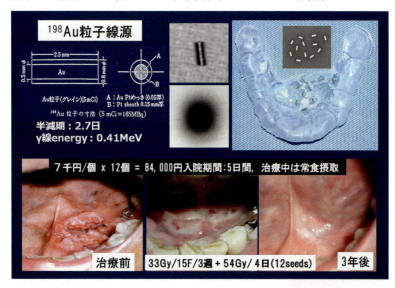

症例5　口蓋悪性黒色腫に対するAu-198粒子状線源によるモールド治療例

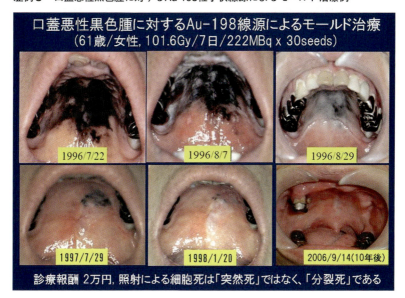

症例6　中咽頭がんに対するAu-198粒子状線源を永久刺入した治療例

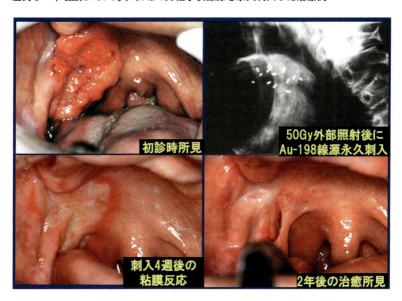

第1章　放射線科医としての歩み　27

症例7　2cmのIr-192 wire線源と甲状腺がんに対する周術期組織内照射例およひ゛血管内照射例

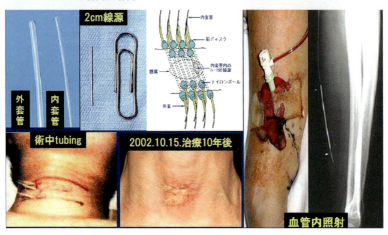

症例8　舌根・軟口蓋に進展する中咽頭がんのイリジウム線源治療例

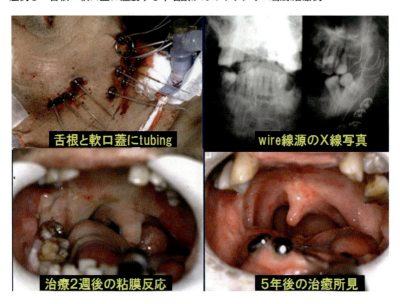

症例9　皮膚瘢痕がんに対するIr-192 wire線源による組織内照射例

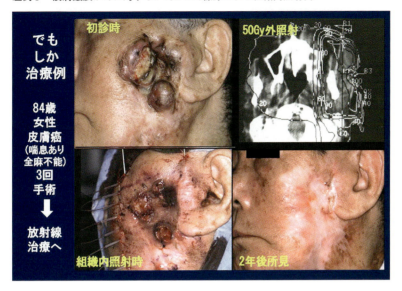

症例10　頬粘膜がんに対するIr-192 wire線源による組織内照射例

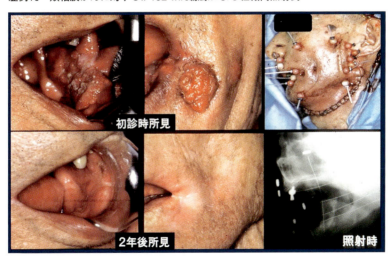

症例11　頸動脈に癒着したリンパ節転移（N3）の周術期Ir-192線源による組織内照射の2例

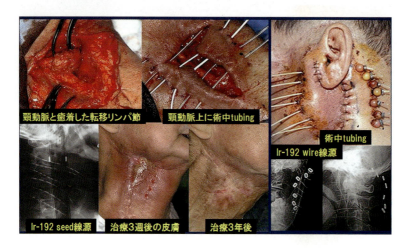

症例12　T4乳がんに対するIr-192線源による治療例

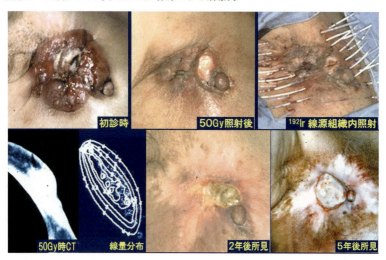

症例13　T4食道がんに対する周術期Ir-192線源による組織内照射例

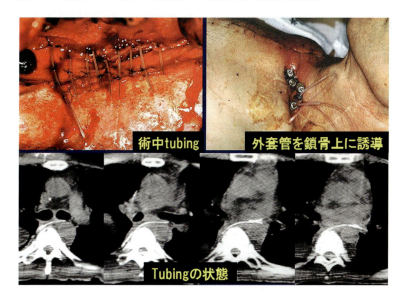

症例14　Ir-192線源を用いた脳腫瘍に対する周術期組織内照射例

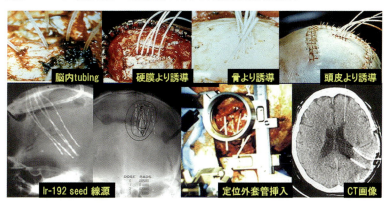

症例15　色々な部位の腫瘍に対するIr-192線源治療例

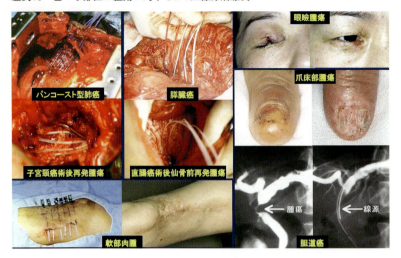

症例16　骨肉腫の肺転移を切除し、残存腫瘍に対してRALSによる治療例

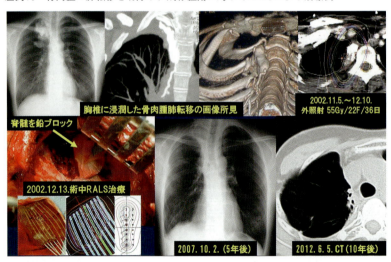

# 第2章　納得のいくがん治療をめざして


**はじめに**

　20世紀を迎え、科学や技術は加速度的に進歩していますが、医学の進歩も同様で、「がん」の診断や治療も要素還元論的なアプローチにより遺伝子レベルの解明が進み、新たな地平を迎えています。

　一方、がんと診断された人は医学的な詳細は理解できなくとも、人生の中断の危機に際して、まず信頼できる病院や医師とめぐり合い納得のいく治療を望んでいます。

　しかし、「3時間待ちの3分診療」で表現される日本の医療のなかで、自らの医療内容について充分な説明を受けている人は決して多くはありません。こうした情況のなかでのがん医療の現状を考え、どう対応すべきかを放射線治療の立場から考えてみました。


## 1　今後の放射線治療

　がん医療の領域では「2015年問題」がありました。がんは加齢に伴い増加する疾患であるため、高齢社会では増加します。戦後の第一次ベビーブーマーが老齢化する2015年頃に日本のがん患者さんは約89万人となってピークを迎え、そして2050年頃までその数は横這いで推移すると予測されていました。しかし実際には、2015年のがん罹患者は98万人と予測され、2016年は100万人を超えています。2008年のがん罹患者数は約68万人と推定されていたので、その増加は著しいものがあります。こうした時代を迎えて、放射線治療はより重要な治療法となります。

　最近のがん医療は機能と形態を温存し、高いQOL（生命の質）で治療する流れとなっています。この需要を最も満たす治療法は放射線治療

33

です。しかし、それ以上に放射線治療が必要となる理由は、高齢な患者さんの治療では手術も限界があり、また毒性の強い抗がん剤も使用できないことが多いからです。放射線治療は他の治療法と比較して患者さんに優しい治療法であり、年齢に関係なく治癒をめざせる治療法なのです。

放射線治療機器は米国についで普及し、全国で約800ヶ所の病院で放射線治療が行なわれていますが、日本では放射線治療の専門医が極端に少ないのが実情です。

小児科医が少ないことが社会問題化しましたが、出生者数は低下する一方です。しかし、がん罹患者は増える一方ですので、放射線治療医の少なさは深刻です。日本には現在約30万人の医師がいますが、日本放射線腫瘍学会認定の放射線治療専門医は2016年現在で約1100人ですから全医師の300人に1人しかいないのです。放射線治療専門医の育成が急務となっていますが、2004年から始まった卒後の新臨床研修制度でも放射線科の研修は必修科目ではないため、放射線治療医の育成の目処も立っていません。

また、2018年からの開始も危ぶまれている専門医制度にも問題があります。日本専門医機構が整備指針を改訂したりしていますが、この新たな専門医制度は大学病院を中心とした大規模病院が優遇され、研修医を集める仕組みとなっています。2004年から始まった新臨床研修制度では卒後2年間は全国の中規模施設でも研修医は働くことができます。そのため以前のように大学病院に研修医が集中することもなくなりました。この大学での研修医不足の状況を巻き返す方策として今回の専門医制度が絡んでいるため、問題は複雑なのです。私は退職後3年間だけ北海道厚生局で臨床研修審査専門員として北海道内の60前後の施設の立ち入り検査に携わり、研修指導者や研修医からヒアリングを行なった経験があります。その印象では、地方都市の中規模病院でもマンツーマン的な指導を受け充実した研修を行なっている若手医師の姿を多く見ました。一方大学病院での研修では、研修内容の充実よりも人手不足を補うマンパワーの一人として研修医を扱う傾向を感じました。しかし、新専門医制度では大学で研修したほうがキャリア面で有利となる仕組みがあ

34　第Ⅰ部　放射線の光の世界を求めて

り、揉めているのです。卒後2年間は2004年から始まった臨床研修制度を基本とし、2年間の研修後に専門医制度への対応をすべきなのです。

　国民不在で医者や病院の綱引きが専門医制度の問題を引き起こしているのです。がん治療の専門医であれば、外科治療も抗がん剤治療も放射線治療も一通り研修する必要があります。相変わらず単科診療のがん治療だけ研修しても、本当の意味ではがん治療の専門医は育成できないのですが、日本専門医機構の人たちはまったく考えていません。これでは専門医制度が開始されても、偽の「がん治療専門医」の肩書だけができるだけなのです。

## 2 「市民のためのがん治療の会」がめざすもの

　「市民のためのがん治療の会」は放射線治療が上手に使われていない日本のがん医療の状況を少しでも改善する目的で、ボランティアとして設立したものです。がん患者さんのサポートを目的とした市民グループの会はいくつもありますが、この会は患者さんのセカンドオピニオンなどのサポートばかりではなく、日本の医療に関する広範な問題も含め、がん治療や放射線治療の正しい情報公開をめざしています。縦割りの医療や患者の囲い込みによる"ミスマッチ"が、医療不信や事故につながっていますが、「よい医療はまず適切な出会いから」です。医療情報の需要は高いのですが、現実には口コミなどに頼らざるをえないのが実情です。信頼できるプロのネットワークが相談に答えることで、市民と専門医の適切な「マッチング」が可能となります。特に放射線治療が適応となる場合は、一般の人はもちろんのこと、放射線科以外の医師も他施設の放射線治療機器の配備や具体的な治療の内容までは熟知していませんので、当会ではセカンドオピニオンを通じて、高精度な照射技術で治療が可能な施設や、熟練した経験豊かな放射線治療医などに関する情報を提供しています。セカンドオピニオンに関わる医師は日本医学放射線学会の治療専門医であり、全国に協力医としてサポートする体制を構築しています。

がん治療においては最初の治療が最も重要であり放射線治療も含めた充分な情報をもとに治療法を選択すべきです。がんの早期発見で小さながんの診断が可能となったことにより、放射線治療の有効性がより発揮できる時代となりました。また再発がんや転移がんの緩和治療においても放射線治療を上手に使うことにより、良好な結果を得ることができます。最良の治療法を選択し、悔いのない治療を受けることができる一助となればと考えています。

## おわりに

　報道では診療報酬や患者負担など目先の経済的な問題だけが議論されていますが、医学の進歩や時代の流れに即した医療体制を構築し、日本のがん医療において患者さんが不利益を被らない改革が望まれます。行政の歩みは遅いのですが、市民の力で医療をよい方向へ変えていきたいと思います。

　当会は放射線治療について過大評価も過小評価もしません。それぞれの治療法にはそれぞれの得手不得手があります。手術療法や化学療法ばかりでなく、日本では軽視されてきた放射線治療も含めた総合的なバランスの取れたがん治療の情報を提供したいと考えています。そして充分な情報に基づき、患者自らが治療を選択し、納得のいく医療を受けることができる医療でありたいものです。たとへ、死を免れなかったとしてもです。そのためには最新の医療情報を理解し、**"患者よ、がんと賢く闘え"**なのです。

初出：「『市民のための』がん治療の会」2004年会報創刊号掲載、「がん医療の今」No.1（2009年9月16日）掲載。

# 第3章 患者よ、がんと賢く闘え

## はじめに

　この特集「特集・揺らぐ日本医療」(『月刊新医療』1996年11月号)に当たり、私に与えられたテーマ自体が直接的には近藤誠氏の『患者よ、がんと闘うな』[1]という著書が社会的に大きな反響を呼び、がん治療のあり方に問題を提起したことへの対応と考えられます。また、1989年の薬害エイズ問題(5月に大阪、10月に東京で厚生省に対して民事訴訟が提起された)にみられる医療行政・製薬企業・医師の癒着から生じる人間性軽視の現状に対して、医療のあり方そのものに揺らぎが生じているためと考えられます。

　本稿ではまず、近藤誠氏の主張への私なりの感想を述べ、それを通じて現在のがん医療場面の矛盾や問題点を検討し、医療の揺らぎ発生の根拠に考察を加え、今後の対応について言及します。この場合、医療の揺らぎとは、①医療供給者側と患者・家族の間の揺らぎ、②がん治療に携わる関連各科の医師間の揺らぎ、③貧困な職場環境や限られた医療体制のなかで、現在の進歩した医学技術が患者の治療に還元できないという問題から生じる揺らぎ、などを包括した概念と捉えて考察します。

## 1　「がんと闘うな」論への感想と問題点

　ベストセラーとなった近藤誠氏の著書の論旨は第一に日本の外科医は切りすぎである。第二に抗がん剤は10%の疾患にしか効かないのに、無駄に使いすぎている。第三としてがん検診は意味がない。第四に転移して助からない本当のがんと、放置しても転移せず治療する必要のない"がんもどき"のがんがある、と要約できます。これらの主張を芸能人や

37

著名人の闘病記を例にとり説明しているのですが、的を得ている論旨と、残念ながらかなり無理のある一面的な視点の論旨が混在しています。しかし、医療関係者以外の一般人にも理解しやすいように極論的な結論を述べることによって、がん医療へ問題を提起していることも事実です。

　近藤氏はアメリカ留学から帰国して、1980年代後半から一般ジャーナリズムを介して同様な論旨を展開してきました。法律的にもインフォームド・コンセント（IC）が保障され、放射線治療が隆盛であるアメリカのがん医療を見聞してきた彼にとっては、日本のがん医療の現実は多くの問題点を含んでいると映ったのはしごく当然のことです。

　特に乳がん治療においては当時の日本は、欧米では当たり前の乳房温存療法はほとんど行なわれておらず、日本の外科医の"切りすぎる医療"へ警鐘を鳴らしました。また科学的にも統計学的にも治療効果の根拠に乏しい抗がん剤の気休め的投与にも警鐘を鳴らし、日本のがん医療のあり方に問題を提起したことは評価されるべきです。ただ、彼の警鐘はほとんどの外科や内科の医師たちに無視された経緯を経て、一般向けに解りやすい極論的な主張の展開になったものと推察されます。近藤氏の警鐘を無視してきた日本の乳がん外科医は、大きく切除する日本の乳がん手術が国際学会でその後進性を指摘され問題となり、その姿勢を変え乳房温存療法が普及したのはそれから数年後です。

　しかし極論の結果は、現在の「早期発見・早期治療」のパラダイムの枠で進歩してきたがん医療の方法論そのものまでも否定することとなっており、がん治療に携わる医者として、早急に対応を考える必要に迫られています。それは毎日の診療場面で、近藤理論を読んできた患者さんへの対応という仕事も加わっているからです。そして何よりも近藤説の信者には治るがんも治療せずに命を落とす人もいるからです。

　近藤氏の著書で問題としている、外科治療優位の現状や、気休め的ないし試行錯誤的な抗がん剤の投与に対する批判は基本的には正論ですが、それは放射線治療医がだらしないという問題として自己批判的に考える必要があります。こうした医療のディスクロージャーだけでは現在の日本のがん医療が抱えている矛盾や問題の解決にはなりません。医療行為

38　第Ⅰ部　放射線の光の世界を求めて

は許容される一定の幅をもって行なわれているものですが、現在の医療の揺らぎの解明にはこうした現状になっている原因について考察を加える必要があります。

## 2　がん医療の原則は早期発見・早期治療

　近藤氏は、がん検診の有用性を否定し、「百害あって一利なし」とまで明言していますが、まずその根拠としているデータの多くが海外のデータであり、日本の検診の有用性を否定するのであれば、日本のデータで語るべきです。国によって、検診受診者の教育レベルや経済的レベルも異なり、がん発見後の医療の対応も異なるため新たな分析が必要です。その意味からいえば、日本は就学年数も長く、国民全体の平均的知的レベルは世界一といっても過言ではありませんし、国民皆健康保険により必要な医療を受けることができ、がん医療のレベルも高いからです。

　日本人のがんのなかで最も多く、最も早くから検診が行なわれている胃がんを取り上げてみましょう。図表3-1は1995年に権威ある雑誌に掲載された胃がんの総説で報告[2]された日米の治療成績の比較です。この比較で明白なことは、検診していない米国と比べて、日本では早期症例の比率が高く、治療成績も良好です。これは日本の検診による早期がん発見の努力と、高レベルな胃がん手術の賜物であり、また早期発見ががん克服の最良の方法であるという患者側への教育の結果と考えられます。

　また、検診という医療技術や医療行為の有用性評価は単にその結果だけではなく、効果費用分析も検討すべきですが、この問題も検診に投ずる費用が無駄となるという消費的視点ばかりで論ずるべきではありません。検診はそれに関係している人々の国民総生産の一部であり、医療産業の一部として生産性をもつ側面もあり、社会総体として検診体制を維持できる経済的保障があれば、それはあえて否定するまでもないことです。日本は医療費以上の年間30兆円をパチンコに使っている国なのです。

第3章　患者よ、がんと賢く闘え　39

図表3－1　米国と日本のがんセンターにおける胃がん手術後の生存率

| 病期 | 米国 （1982～1987）＊ | | 日本 （1971～1985）＊＊ | |
|------|-----------------|-----------------|-----------------|-----------------|
| | 症例数 （%） | 5年生存率 （%） | 症例数 （%） | 5年生存率 （%） |
| I | 2002 (18.1) | 50.0 | 1453 (45.7) | 90.7 |
| II | 1796 (16.2) | 29.0 | 377 (11.9) | 71.7 |
| III | 3945 (35.6) | 13.0 | 693 (21.8) | 44.3 |
| IV | 3342 (30.1) | 3.0 | 653 (20.6) | 9.0 |

＊症例数は、米国の700施設で病理的病期分類を受けた1万1087人に関するデータである。生存率（年齢補正）は、胃手術を受けた1万237人のデータに基づいている。
＊＊症例数と生存率（年齢補正）は、国立がんセンター（東京）で胃手術を受けた3176人のデータに基づいている。

　検診により早期例が増加すれば、早期がんの医療費は進行がんに費やされる医療と比較して数分の一の低額な医療費ですむことから、がん医療に使われる医療費は激減します。効果費用分析においても、がん医療全体に投資されるトータルな費用は減少するため、決して損な結果とはならないのです。検診技術の進歩は早期発見の医療技術を進歩させ、がんの進行度に見合った新しい低侵襲の治療法の開発にもつながります。

　患者は形態と機能を温存して良好なQOLでがんを克服できますし、縮小手術ですませる症例も増加するでしょうし、また小病巣であれば放射線治療で治癒が期待できる症例も増え、近藤氏の嫌う手術的治療を行なわなくてすむ症例も増加するはずです。低侵襲な治療で治癒した患者さんは、社会復帰して労働力としての剰余価値生産に携わることとなります。検診の費用効果分析はこうした現代社会における経済的人間存在の規定性までも視野に入れて考える必要があります。

　検診のテクノロジーアセスメントを行なう場合は、その効率や効果費用分析のほかに、それがもたらす精神的側面も考慮すべきです。幸いがんを発見されなかった被検者は、検診により健康である自分を確認して気持ちよく次回の検診まで生活できるという精神的効果も考慮すべきです。総体として、日本は世界一安いコストで、高い医療レベルと高い国民の健康指標を得ている国であり、検診も寄与していると言えます。

　肺がんの検診においても、近藤氏の検診無意味論の根拠とされている

40　第I部　放射線の光の世界を求めて

米国のメイヨクリニックのくじ引き試験で比較された2群は、単純に考えれば、4ヶ月ごとの検診群と1年ごとの検診群の比較であり、4ヶ月ごとに頻繁に検診しても、1年に1度の検診でも差がないという解釈となり、検診否定の根拠にはなりません。急増している肺がんという疾患は転移が多く、小病巣で発見し対処する以外は現在のところ治療成績の向上は望めません。したがってハイリスク群を対象とした低線量CTを用いた肺がん検診も決して無駄ではないと考えられます。検診の画像情報が経時的な個人情報として保存され、比較できればさらに検診は有効なものとなります。子宮がんにおいても検診の普及によりⅠa期症例が増加しており、子宮頸部の円錐切除術ですめば、出産も可能ですし、性生活にも支障はなくQOLを損なうことなく治療が可能です。

　もし検診を見直すとすれば、X線検査に替わり、超音波検査や内視鏡検査の導入などの検査方法の見直しが必要です。また検診の間隔の問題や、ハイリスク群の絞りこみや、がんが発見されても治療に結びつかない超高齢者は対象外とするなどの、検診の効率性をさらに検討する余地は残されています。今後の検診の問題は本書の第Ⅲ部第4章の「がん検診を考える」を参照して下さい。

　なお検診による国民医療被ばくの問題は、近藤氏は放射線科医ですが、過大評価しています。確かに日本人の被ばく量は世界一ですが、これは医療行為の質の問題や医療制度全体の問題として検討されるべきです。むしろこうした医療のディスクロージャーにより、医療への不信をかきたて、ドクターショッピングのために病院を渡り歩いてX線検査の重複により無駄な医療被ばくを受け、医療費を高騰させる事態はさけたいものです。

## 3　「がんもどき」理論について

　もうひとつの検診否定の理由は、がんの自然史についての基本的な認識の問題で、いわゆる「がんもどき」理論の問題です。確かに病理組織学的には、非浸潤がんという範疇に分類される転移しにくい静的な性格

のがんは存在しますし、長いがん発生の自然史のなかで、一見「がんもどき」に振舞うがんもありますが、このようながんは決して多くはありませんし、高頻度に拡大手術がなされているわけでもありません。各臓器の特殊性やがん病巣の性格からその発育のスピードや転移の仕方は種々さまざまですが、放置すれば遠隔転移を生じ致命的となる浸潤がんが圧倒的に多いのも事実です。一般的には、一片の病理組織標本から、手術などの治療をしないですむものであるかどうかなどはどんな名医でも判断できません。がん病巣がいつまで局所病として留まるのか、いつから遠隔転移を来し、全身病となるのかはがん腫の種類や個々の症例によって異なることから、現場の医師は一般的な対応として治療する立場を取らざるをえないのです。

　転移を来してから、慌てて手術してもすでに手遅れであり、また腫瘍サイズが大きければ大きいほど、重要臓器との癒着や、腫瘍の栄養血管の処理などに限界が生じ、摘出術も難しくなり、また機能と形態の損失を余儀なくされます。人体からの腫瘍の摘出術は、たとえ良性腫瘍であっても、畑からイモやスイカを取ってくるようなわけにはいかないのです。

　なお私は、最近、がん医療においては「適時発見・適切治療」がベストだと考えています。生検できないほど小さな腫瘍様の所見が画像で検出できる時代では、転移していない時期で、生検して悪性かどうかを判断できる時期にがんを発見することが最も効率的なタイミングであり、最適な時期に発見したことになります。広い意味では早期発見なのですが、組織診断ができないのにCT画像で小さな影を見つけて、心配して数ヵ月ごとにCT検査をしている人をみると、「知らぬが仏」の世界もあってよいのかもしれませんし、適時発見という言葉が頭に浮かびました。また外科治療と放射線治療では治療成績がさほど変わらない疾患も多くなってきましたので、早期治療というよりも、どちらの治療を選択するとしても適切な治療が望まれますので、今後のがん医療は「適時発見・適切治療」をめざしたいと思います。

　がんの最も恐ろしい点は、臨床症状が出現した場合は、すでに進行が

んとなっていることが多く、救命が困難となることであり、大きく増大して臨床症状を呈する「がんもどき」など稀なものです。

　たとえば、小さな喉頭声門がんは、発生組織にリンパ流も血流もないため、転移は非常に少なく、短期的に見れば、「ゆっくりがん」や「がんもどき」と考えられる腫瘍ですが、しかし放置して声門上や声門下に進展すれば、リンパ流や血管と接触し高頻度に転移を生じます。たまたま声門の小腫瘤により嗄声が出るため早期に発見されることがありますが、こうした「がんもどき」Ｔ１声門がんに対して慶応大学の放射線治療科でも放射線治療を行なっているはずです。がんは上下左右にも進展しますが、同時に深達度も増し、リンパ管や脈管侵襲が高頻度に起こり、より進行しより悪性となります。早期であれば放射線治療で喉頭を温存して治療できますが、進行すれば喉頭全摘術が必要となるのです。がんを見つけても放置療法まで唱えることがいかに愚かであるか冷静に考えるべきです。

　図表３－２は、食道表在がんの深達度による転移頻度を示したものです[3]。リンパ節転移n（＋）は、ｍ１〜ｍ２までは転移は少ないのですが、がん浸潤の深達度を増すとリンパ節転移は増加し、より根治が困難となります。食道扁平上皮がんは一気にｍ３〜sm層からは発生しませんので、やはり経時的に悪性度を増していると考えるのが自然です。早期発見・早期治療の観点から、ｍ１〜ｍ２がんに対しては内視鏡的切除という低侵襲の治療法が開発されています。

　がんは非常に長い経過で発がんすることが解ってきましたが、病理組織診断でがんと診断されたものは、放置すれば増大し、ほぼ確実に悪性度を増すというナチュラルヒストリーをもった疾患です。短期的な視野では「がんもどき」は進行がんに発育するまでの長い時間的経過（数年〜数十年）の一時点を見ているにすぎないのであり、「がんもどき」理論は、がん医療の原則である早期発見・早期治療のパラダイム（理論・方法・技術・機器など）を変更するだけの根拠にはなりません。超有名医師となった近藤氏の外来は乳がん患者さんが押し寄せたため、ほとんどは乳房温存手術後で肉眼的にも画像診断的にも腫瘍がなくなっている

第３章　患者よ、がんと賢く闘え　43

**図表3-2　食道表在がんの全国集計報告**

対象期間：1990～1994年、2418例／143施設

| 深達度 | n | iy | v |
|---|---|---|---|
| | n（＋）（％） | Iy（＋）（％） | v（＋）（％） |
| m1 | 0/199　(0.0) | 4/381　(1.0) | 1/379　(0.3) |
| m2 | 34/153　(3.3) | 15/231　(6.5) | 1/231　(0.4) |
| m3 | 28/230　(12.2) | 70/303　(23.1) | 13/300　(4.3) |
| sm1 | 58/219　(26.5) | 101/248　(40.7) | 32/248　(12.9) |
| sm2 | 133/372　(35.8) | 209/396　(52.8) | 88/397　(22.2) |
| sm3 | 260/567　(45.9) | 391/581　(67.3) | 191/581　(32.9) |
| m | 34/611　(5.6) | 93/946　(9.8) | 15/941　(1.6) |
| sm | 260/1278　(39.0) | 766/1343　(57.0) | 336/1343　(25.0) |
| 計 | 532/1889　(28.2) | 859/2289　(37.5) | 351/2284　(15.4) |

出所：第49回食道疾患研究会、1995年。

乳がんの患者さんです。乳がんは多くのがんのなかでも緩慢な経過をた
どる疾患ですから、放置していても5年生存者もいると豪語できますし、
腫瘍の性質によってはまったく当たり前のことなのです。進行がんを
治した経験もなく、こうした関わっている疾患の特殊性のために、間違
った認識が生まれるのでしょう。近藤氏が主張のするような「がんもど
き」を期待して闘いを止めるわけにはいかないのです。

# 4　治療方法（論）そのものに内在する揺らぎ発生の原因

　近藤氏の提起したがんの医学的特性に関わる問題を論じましたが、次
に医療における方法（論）上の問題について、自分の専門領域である放
射線治療を例にとり触れます。
　図表3-3は放射線治療における局所制御率と障害発生率を縦軸とし、
照射線量を横軸にとり、その関係を示したS字状曲線です。局所制御率
を高めようとすれば障害発生率は高くなることから、放射線治療の歴
史はこの2つのS字状曲線をできるだけ離別させる工夫でした。具体的
には標的体積の縮小や分割法の工夫、抗がん剤も含めた増感剤の併用な

図表3-3　局所制御と障害発生と線量の関係

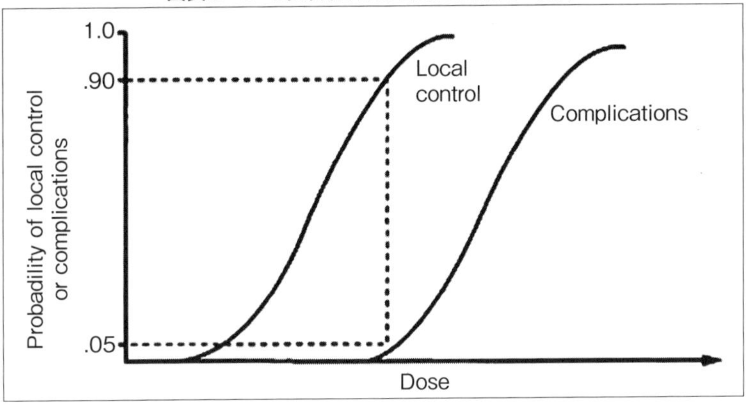

縦軸: Probadility of local control or complications（1.0、.90、.05）
横軸: Dose

Local control

Complications

どが行なわれています。しかし、未だに局所制御率100％で障害発生率0％という治療はなく、医学的に許容できる障害発生のリスクを背負って高い治癒率をめざして治療を行なうこととなります。したがって一人の患者にとっては治癒や障害はall or nothingですが、集団としてはある確率で利益や不利益を発生します。

　この関係は外科治療でも化学療法でも同様であり、拡大手術はより高い術死や術後の合併症や後遺症のリスクを背負っており、強力な化学療法では治療関連死のリスクは高くなります。こうした治療方法論上の限界や幅をもって、多種多様ながん治療に立ち向かうとき、不幸にして納得いく治療結果が得られなかった患者さんは医療に不信感をもつ原因となります。しかし、ある確率でメスは凶器となり、放射線は殺人光線となり、抗がん剤は毒薬となる可能性を秘めた治療法なのであり、治療という名のもとに生体になんらかの侵襲を加えざるをえない、医学方法のもつ限界なのです。

　化学療法は、白血病や悪性リンパ腫などの限られた疾患では標準的な治療法ですが、まだまだ満足できる効果は得られていません。化学療法が有効とされる肺小細胞がんでさえ、この25年間のover-allの長期治療成績はさほど向上していません。

　図表3-4に当科の肺小細胞がんの治療成績を示します[4]。雑多な症

第3章　患者よ、がんと賢く闘え　45

**図表3-4 肺小細胞がんの治療成績**

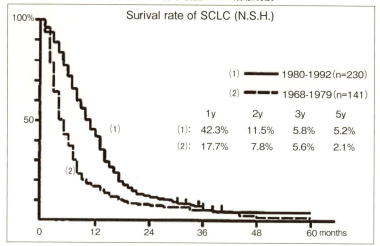

例が混在しているとはいえ、ＣＴが使用できた1980年以降の230例の群では、CDDP（シスプラチン）を中心とした化学療法が多くの患者に行なわれています。しかし、２年生存率の上昇により中間生存期間の延長は見られますが、長期の遠隔成績は期待されたほどには向上していません。

　過去10年間の内科グループの指導的研究者たちは抗がん剤の組み合わせや投与法を変更して、化学療法に固執し、放射線治療を有効に使用する姿勢に乏しかったことも事実です。

　この原因は、放射線治療をよく理解していないということばかりではなく、化学療法の効果判定基準にも問題点を求めることができます。化学療法の臨床効果判定基準は、腫瘍が最も縮小し、その状態が４週間以上持続した時の縮小率により効果判定するものです。これでは効果の乏しい治療しかしていなくても４週間以上経過をみて、効果判定しなければ、次の有効な治療ができないこととなり、さらに奏功期間を見るためには化学療法だけで様子を見るといった事態となってしまいました。治療と称して、抗がん剤の効果を知るために、あたかも腫瘍の縮小率の計測が医学研究の中心であるかのごとくでした。

また抗がん剤の効果は、医学的な取り決めとして４段階に分けて効果
判定を行なっています。著効・有効・不変・進行の４段階です。「著効」
とは、臨床的に腫瘍が触知できなくなったり、画像検査上消失した場合
です。しかし、臨床的に消失しても、顕微鏡的にがん細胞が残存して
いることが多いので、再発する可能性は十分にあります。「有効」とは
腫瘍が50％以上縮小した場合を意味し、「不変」とは腫瘍サイズがほと
んど変わらない場合であり、「進行」とは腫瘍の増大や新病巣が出現し
た場合を意味しています。「著効」と「有効」を合わせた効果を「奏功
率」と呼び、厚生省は奏功率が20％以上あれば、抗がん剤として承認
し、製造販売の許可を与えています。

　白血病や悪性リンパ腫などの血液のがんを中心としたいくつかのがん
には随分と効果を発揮しますが、非小細胞肺がんに対しては、眼を見張
るほどの効果はなく、「著効」は０から１％、「有効」は20から40％程
度です。そのため数種類の抗がん剤を組み合わせた併用療法で少しでも
奏効率を高める工夫をしています。たとえば、３cm大の肺がん病巣が化
学療法によって２cm大になれば、55％の縮小率となり、効果判定は「有
効」となります。患者さんには「効いている」と説明できるわけですが、
腫瘍が３cmから２cmになっても、患者さんにとってはむしろ吐き気や食
欲低下や全身倦怠感などの副作用のマイナス面を感じることも少なくあ
りません。

　薬の効果に関する医者と一般人の認識のギャップは、どちらが正しい
という問題は別として、随分かけ離れているように思われます。インフ
ォームド・コンセントが叫ばれていても、医者の「効く」という一言に
秘められた意味の解釈が異なれば、揺らぎも生じるというものです。が
ん治癒の最低条件は肉眼的腫瘍の消失であり、本来は完全寛解（CR）
のみが意味をもつべきですが、抗がん剤でCRとなることは稀であるた
め、PR（部分寛解，部分奏効）という概念が必要なのです。

　抗がん剤の効果判定に固執するあまり、放射線治療などの有効な治療
法の受け入れを妨げる事態となっています。他に良い評価法がなかった
とはいえ、これは化学療法という治療法の評価方法に内在した方法論的

第３章　患者よ、がんと賢く闘え　47

問題であり、医療への揺らぎ発生の原因の一つとなっているのです。

　経験のある放射線治療医ならば、肺小細胞がんにしても、悪性リンパ腫にしても、奏功しても再発する可能性が高いことから、さっさと照射すべきと考えていますが、受け入れられず、腫瘍内科医への失望につながり、医師間の信頼関係が揺らぐ事態となります。1996年の米国臨床腫瘍学会（ASCO）で、肺小細胞がんでも化学療法と併用した早期の照射が必要という結論が出され、また悪性リンパ腫においても8クールのCHOP療法よりも3クールのCHOP療法後に照射した治療法が優れていたという報告[5]がなされ、今後放射線治療が日本でも見直される契機となればと思っています。

# 5　医学と技術のはざまで生じる揺らぎの現実

　がん治療の方法（論）が一定のコンセンサスを得られていても、個々の治療場面では技術的側面が大きく反映し、結果の優劣をもたらします。医学が「神でない人間」が行なう応用科学である以上免れることができないものです。

　図表3-5は当科で放射線治療を行なった上顎がんⅢ期症例の治療成績ですが、この期間に関与した術者別の治療成績に20％の差が見られます。上顎がんは転移が少なく、局所制御が生存率に最も関与する疾患であり、腫瘍の減量手術の技術的差が反映されたものと考えられます。上顎がんⅢ期症例に対して、一施設でさえ20％の差が見られます。全国的には30〜70％の報告があり、術者の差により40％も治療成績に差が生じているのです。がん治療は熟練した経験豊富な医師による一次治療が望まれる所以です。

　同様に化学療法も科学的根拠をもった使用法が望まれますが、毒をもって毒（がん）を制す治療だけに専門のMedical oncologist（化学療法を専門とする腫瘍医）の育成が急務です。

　放射線治療においても施設や機器や医師の差により大きな治療成績の差が生じます。しかし、放射線治療の場合は、医師の力量の差を、機器

48　第Ⅰ部　放射線の光の世界を求めて

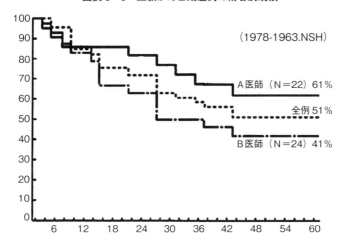

図表3-5　上顎がんⅢ期症例の術者別成績

整備によりかなり縮小できる可能性をもっています。放射線治療においてはコンピューターテクノロジーの進歩を取り入れて線束の制御を行なえば、より精度の高い治療が可能です。だが現実は、リニアック（直線加速器）1台あれば放射線治療ができると考えている人々が多く、厚生省管轄の国立病院では定価4〜5億円のリニアック装置の購入に際して約1億円前後しか予算化されていませんでした。そのため放射線を出すだけの本体しか購入できず、緻密な照射を行なうための周辺機器は整備できませんでした。これではコンピューターテクノロジーを使った放射線治療の進歩を医療現場に反映できない状態です。治療計画装置やマルチリーフコリメーターなどの周辺機器の購入し、conformal radiotherapy（腫瘍の形状にあわせて、集中的に照射する高精度放射線治療）が標準的な治療となっていることから治療機器の整備・充実が必須となっています。

しかし、放射線治療施設によって格差があります。こうした高額医療機器の適正配置や効率的利用に関しては、現場の医師の責任ばかりではなく、医療行政的にも検討され解決されなければならない問題です。放射線治療症例に対する施設間の歪みが医療の質への揺らぎともなってい

るからです。

## 6  医学界の体質と医学教育の問題

　日本の医学学会の発表などを見ていると、お互いが妥協的で、見解の相違でまかり通る雰囲気があるのも事実です。医療は技術的側面をもつために経験が優先されがちな領域であり、医師は本気で自分は正しい治療を行なっていると考えているからです。

　1968年に行なわれた和田心臓移植に携わった医師たちは、全員が画期的な手術に立ち会えた喜びを語っていましたが、決して間違った手術を行なったとは考えていません。刑事訴訟では不起訴となり、医学的には手術の正当性に関して結論を出さないままに推移したため、現在の臓器移植の医療に関しては国際的な遅れをつくりだしています。こうした医学界の曖昧な体質そのものは、現在のがん医療にもその体質を引き継いでいます。現在のがん治療に携わっている医師たちは間違っている治療を行なっているとは考えておらず、教科書や経験のなかから学んだがん医療を行なっているのです。

　しかし、人間の知識や経験は限られたものです。特に分化・専門化した現代の医療では、日常の診療は自らが携わった狭い領域での知識と経験で治療法を選択しているのが現実です。日本の外科治療優位の状況は外科医の豊富なマンパワーを背景として、教育の過程や卒後の医療現場環境により培われたものです。"手術したい""手術したほうがよい""手術すべきだ"は次元の異なるものであり、また、がんの自然死を熟知し、resectability（切除できる可能性）とoperability（手術できる可能性）とcurability（治癒できる可能性）の違いを区別して考えるべきです。しかしこれらを混同して外科治療が行なわれる土壌が問題なのです。

　なぜこのような状況になっているのかは、同じがんの局所治療法としての放射線治療が日本ではよく理解されず、有効に利用されていないことが大きな要因の一つと考えられます。切らずに治す放射線治療が普及していなければ、外科的切除しか道はないのです。

50　第Ⅰ部　放射線の光の世界を求めて

米国ではがん患者の半数以上の約60％にがん治療の過程で放射線治療が行なわれていますが、日本の利用率は30％前後です。放射線治療の専門医も少なく、治療機器設置病院の約5割が非常勤医師に頼っている現状です。物理学的な治療精度を維持するための放射線物理士などの職種も院内には確保される必要があります。そのうえ、多くの医師は、放射線治療は末期がんや他に治療法がなくなった時に紹介するような印象しか持ち合わせていなかったのです。高額な整備投資を必要とする割には、診療報酬は低く、放射線治療は普及せず、「安かろう、悪かろう」となっています。

　また、放射線治療医が育ちにくい大学病院の教育にも問題があります。放射線科の教授が診断学を専門にしていれば、がん患者の診療には不慣れです。現在の日本の大学病院の放射線科の教授の多くは診断学の専門家であり、放射線治療の専門家は少ないのが現状です。放射線を使用するという共通性はあっても、放射線診断と放射線治療はまったく異質の日常業務の内容です。にもかかわらずこのような体制であれば、放射線治療学の教育は十分とは言えず、放射線治療医が育たないばかりか、関連各科の医師も放射線治療に関して学び、理解することは非常に難しくなります。こうした現状から、放射線治療が普及せず、手術優位の治療法が選択され、効果の少ない抗がん剤の治療がはびこる事態となっています。

　バランスのとれたがん治療には放射線治療の普及が必須であり、そのためには欧米の先進諸国のように、大学教育において放射線科を診断学と治療学の別個の独立した講座に分けて人材を育成することが望まれます。日本医学放射線科学会の専門医制度も診断専門医と治療専門医に分けて認定されるようになっているのです。

# 7　未熟なインフォームド・コンセントの問題

　米国は医療行為も契約関係のなかで行なわれているような国ですが、パターナリズムと"あうんの呼吸"で医療を行なってきた日本に、この風

潮が急激に入り込み未熟なインフォームド・コンセント（IC）のために医療現場に少なからず混乱を引き起こしたのは事実です。

ICは医療行為の一部であるという認識が定着しつつあります。本来ICは病名の告知を前提として成立するのですが、がん治療の場合は「がんの告知」という難しい問題があります。同じがん患者でも治癒が期待できる症例から、終末期の症例までさまざまであり、積極的に告知して治療法を了解してもらえばよいということでもありません。

近代医学の進歩は、生理学的方法論から出発し、化学的方法論・物理学的方法論を経て、疾患の病因論的研究に至る歴史でしたが、QOLの視点を加味した最近の医学は患者の社会性を考慮した生態学的方法論による医療です。患者や家族は一般論としてのICではなく、生態学的視点で個別にQOLを考慮した対応を求めています。

QOLを重視したがん治療は、どのように生きるか、どのような死を迎えるかという人間学や人生学に通じるものであり、円滑な医師・患者関係が成立するためには、医師は各種のがん治療法を熟知し、人間性豊かな深みのある人であることすら要求されています。しかし、これは決して容易ではありません。とりあえずは各医療場面で、誠意を尽くし、熱意をもってできる限りの医療を行なうことにより、医療側と患者・家族が気持ちの上でお互いに折り合いをつけるしかないのですが、医学的知識は専門家として各種治療法を習得している必要があります。悲しいことに、人間は培われた経験や置かれた立場により、その枠内でしかなかなか判断しないものです。

近藤誠氏が温存療法可能なホルモン依存性の「ゆっくりがん」である早期乳がんの治療経験から、「がんもどき」の発想をもったり、私が扱っていた症例はほとんどが進行がんや再発がんであった現実から、「がんもどき」は稀であるという認識をもつのは、史的唯物論的な認識の形成過程の典型だと思います。

図表3－6は食道がんの治療法の選択に関するSurrogate Surveyによる全国集計の結果[6]です。Surrogate Surveyとは、仮想シナリオで「自分ががん患者になった場合にどのような治療法を選択するか」をアンケ

図表3－6　外科医と放射線治療医の食道がんⅠ期症例に対する治療法の選択

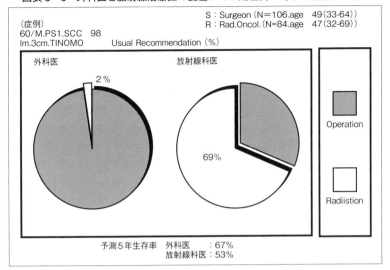

　　ート調査する研究方法です。

　60歳の男性で胸部中部食道に長径3cmの腫瘍をもったT1N0の早期食道がん症例の場合、どのような治療法を選択するかを、106人の食道疾患研究会の外科医と、84人の放射線治療医にアンケート調査した回答結果です。その結果をみると、外科医の98％は外科治療を選択し、放射線科医の69％は放射線治療を選択していました。日本の外科医は基本的には早期の食道がんでも切除の方向で考えており、放射線治療を有効に利用する姿勢は乏しく、放射線治療が最もその長所を発揮するT1例ですら手術が選択されているのです。

　これはICにおいて、放射線治療が十分に説明されていないことによるものと考えられます。ちなみに図表3－7は当科で治療した胸部食道扁平上皮がんのT1症例の治療成績です。T1症例は20年間に放射線治療した878例のうち20例しかおらず、日本ではいかに手術優位の治療法が選択されているかが窺われます。また全身状態から手術非適応の症例が多いため、食道がんは照射により治癒状態であっても、他病死する症

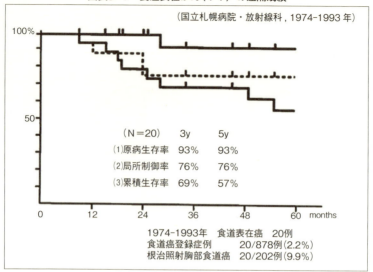

図表3-7　食道表在がん（T1）の遠隔成績

例も多く、5年累積生存率は57%ですが、他病死を補正した5年原病生存率は93%であり、手術成績と比較して遜色ないものです。このようなデータがある以上、各種治療法の長所を理解しバランス良く説明が行なわれるべきですが、己れの専門とする治療法を説明するだけのICでは医療に対する揺らぎが生じるのは当然です。

　医療の原点は、疾患を治癒させ、患者の社会的人間存在を確保することにあります。しかし、がん医療のように助かる患者と、死により人生の中断を余儀なくされる患者が混在している医療においては、患者本人の意思を最大限尊重しつつ、個別の対応が必要であることは論を待ちません。昨今は、治療成績は頭打ちとなり、これ以上の生存率の向上が期待できなくなって、同じ治すならQOLも課題となっています。しかし、QOLを重視した医療は、生きゆく患者には生きざまを、死に逝く患者には死にざまを考えた医療です。医療行為におけるICにおいては、多種多様な価値観・人生観をもった患者各人の要求を考慮しつつ、専門的医学知識をもった医療従事者が最も適切な治療法の選択を示唆して、医

療選択の決定において患者にも関与させ、お互いに折り合いをつけて納得のいく医療を行なうことが重要です。

　そして最も適切な治療法の選択に当たっては各種治療法の相対的な位置付けが吟味され、各科の専門的医療技術がバランス良く正当に行使されるべきです。この意味でも各科医師は自らが関わっている治療法に固執することなく、各治療法を説明することが望まれます。できれば、厚生省レベルや日本癌治療学会などが指導して、各部位別のがん治療に関する統一したState of the Arts（現在の標準的な考え方）を小冊子などで示し、広報活動（疾患に対する知識と治療法・成績に関する情報提供）をすべきです。それにより、行なわれる治療が、①治験、②臨床比較試験、③標準治療、④各医師の裁量による個別の治療、の区別が明確となり、患者も治療の位置付けが理解しやすくなるはずです。

　ただし、こうした医療は、患者側にも自己決定しえる主体性と知識が必要であり、患者も賢くなることが要求されます。


## おわりに

　基本的にがんの治癒のチャンスはonly one chanceなのです。一度再発や転移が生ずれば、治癒させることは困難なことが多く、したがってがんの一次治療は専門病院で行なわれるべきです。がんに携わる医師は手術・放射線・化学療法の全ての領域に精通した医師であるべきであり、集学的治療が行なわれている昨今ではなおさらそうした臨床腫瘍学のための医学教育体制の確立が必要です。

　また科学性をもった医療の維持には、物事を科学的に証明するための比較試験（くじ引き試験）がより必要になりますが、臨床比較試験に当たっては、医療供給側は、倫理的節度ある臨床の範囲内で、科学的・医学的論理性と合理性を保つべきです。そして医療を受ける側もモルモット代わりにされるという感性的嫌悪感を捨てて、冷静に臨床比較試験へ理解をもつべきです。この問題は科学や医学と生命倫理の接点となる問題です。

　効率優先で、遺伝子の組み替えにより立てないほど太らせた豚を飼育

図表3－8　日米の病院比較（1989年）

|  | M.D.Anderson | 東北大学 |
|---|---|---|
| 全職員数 | 7,174 | 1,859 |
| ボランティア | 990 | 0 |
| 年間患者/職員 | 71 | 399 |
| ベッド数 | 518 | 1,126 |
| 入院患者（年間） | 135,216 | 353,778 |
| 　　　　（1日） | 389 | 969 |
| 外来患者（年間） | 445,940 | 388,836 |
| 　　　　（1日） | 1715 | 1,318 |
| 平均入院日数 | 9 | 46 |

する食肉産業にも、生命倫理の問題が入り込んでいる時代です。生命倫理も超時代的なものではない以上、経済活動と関連した時、別の問題が生じます。真実や倫理性で成り立っているがごとくみえる医科学研究の方向性も、現実にはどの時代においても、社会的・経済的な規定性を帯びながら進歩しています。したがって、研究者は経済体制の下部構造の上に、その研究成果を上部構造として積み上げざるをえないという宿命的構造的矛盾を引きずりながら、「科学のもつ階級性や経済性」を人間としての倫理的歯止めで、補正しながら歩まざるをえません。その時、大きな間違いをしないためには、生命倫理の再検討も科学を相対化して考える視点が必要です。

　医療に携わる個々人の努力には限界があり、貧困な医療現場環境は情報の貧困を生み、医療の揺らぎを醸成します。待ち時間3時間で、診察時間3分の日本の医療は、個々の患者さんに接する絶対的な情報提供のための時間的保証がなされている医療体制ではありません。

　図表3－8は米国の代表的ながん専門病院であるM.D.Anderson病院と、日本の中でも比較的恵まれた条件にある東北大学病院の比較を示したものです[7]。このマンパワーを比較すれば、米国の医療費が高額になる理由もわかる反面、日本は貧困な環境のなかで、現場の矛盾を勤勉な日本人が個人の努力や犠牲で吸収していると思います。

この初出原稿を書いたころの1995年度の国民医療費は27兆円を超え、赤ん坊からお年寄りまでを含む国民1人当たり平均で年間約22万円を医療費として支出し、その額が毎年約1万円ずつ増加していました。そして2016年の医療費は41兆円を超えました。

　近藤氏の提起したいろいろながん医療の問題は、多かれ少なかれ現場で真剣にがん治療に従事している医師は抱いている問題であり、せっかくのチャンスですから、国民全体のコンセンサスが得られるようながん医療のあり方について、徹底的に討論されることが望まれます。私も同じ放射線治療医で、近藤氏とは親交もありましたし、日本の現状のがん医療の在り方について同意する点もありますが、がん医療の根幹に関わる点についてはあえて反論しました。近藤氏の間違った論説を信じ、助かる命を失っている多くの患者さんを見るのは悲しい限りです。この稿では、放射線治療の立場を中心に論を進めましたが、今後は関連した医学学会内部でも個別の研究成果の報告だけではなく、がん医療の在り方などのシビアな議論の展開が望まれます。そして時代の流れに遅まきながらついてくる行政側もバランスの取れたがん医療行政に取り組んでほしいものです。

　最後に日本のがん医療はまだまだ整備されているわけではなく、「医者選びも寿命のうち」であり、「QOLも医者次第」という要素はありますが、それも長い人生のなかでの不公平な出会いの一部です。生きるための闘いがあるのですから、死ぬための闘いがあってもよいはずです。「がんと闘う」もよし、「がん前逃亡」もよし、ですが、大事な点は、死を運命づけられている人間という生物が、「悔いのない、納得した死」をどのように迎えることができるかです。そうである以上、戦略・戦術はどうであれ、私は、「患者よ、がんと闘え」と結論し、かつ「賢く、闘え」と叫び稿を終えます。

1）近藤誠『患者よ、がんと闘うな』文藝春秋、1996年。

2）Charles S.Fuchs,et al:Gastric Carcinoma.N.Engl.J.Med.333（1）:32-41,1995.

3）「表在癌」アンケート集計報告。第49回食道疾患研究会、大津市、1995年。

4）西尾正道ほか「非切除小細胞癌に対する集学的治療―Palliative careとしての放射線療法―」『日本肺癌学会ワークショップ第10回記念講演集―肺癌に対する集学的治療は進歩したか―』中山書店、72～84頁、1996年。

5）第32回ASCO Proceedings, 15:372,1996.

6）西尾正道ほか「Surrogate Surveyによる食道癌治療の全国調査結果」『癌の臨床』40:154-160,1994.

7）山田章吾（東北大学放射線科）：Personal Communication.

注：本稿は医療業界誌である『月刊新医療』の編集部から依頼されて1996年11月号「特集・揺らぐ日本医療」の中に、「がんと闘うべきか否か」という表題で掲載されたものです。しかし、数年前から医療を否定する近藤氏の本が出版され、近藤理論を信じて救える命を落としている患者さんに遭遇したことから、17年経過していますが、「がん医療の今」に再掲したものです。ホームページ上では「市民のためのがん治療の会」代表の會田昭一郎さんとのQ&Aも掲載されており、理解を深めていただければ幸いです。

初出：『新医療』1996年11月号、26～33頁掲載、「がん医療の今」No.156（2013年7月3日）、No.157（同月19日）、No.158（同月31日）に3回に分けて掲載。

# 第4章　患者会活動としての政策提言

## 1　日本の放射線治療の整備・充実を要望

### ◇市民のためのがん治療の会（COM）の活動

　高齢化率世界一の日本は死因の約3分の1は悪性新生物（がん）であり、がん対策は日本の医療における最大の課題となっています。また、世界保健機関（WHO: World Health Organization）もがんが2010年に世界全体の死因の第1位となると報告しています。まさに世界的に「がんの時代」を迎えているのです。特に日本は団塊の世代が高齢化する2015年にはがん罹患者は89万人となり、その後も2050年まで横這いで推移すると予測されています。この事態ががん医療の「2015年問題」です（補―実際に2015年のがん罹患者は約98万人であり予想を大幅に超えた）。

　こうした時代に対応すべく、国は2006年に「がん対策基本法」を成立させて総合的ながん対策に乗り出し、がん医療の改善と充実を図っています。そして具体的な指針として2007月6月に「がん対策推進基本計画」を閣議決定し、各都道府県に「がん対策推進基本計画」の作成を義務付けました。しかし、日本の行政は誰かが犠牲になり、社会的に問題とされなければ腰を上げない典型的な墓石行政です。具体的ながん対策の予算措置も各都道府県に丸投げしているため都道府県の財政状態やがん対策への熱意によって大きな格差があり、「絵に描いた餅」的な都道府県も見受けられます。

　毎日、生死をかけてがんと闘っている患者は、お上の施策にだけ頼るのではなく、市民の立場でがん医療の改善に努力する姿勢も必要です。

　こうした現況のなかで、COMはがん医療の改善に向けて活動してい

59

ます。COMの理念と目的は、患者さんががんの診断や治療に関する正しい情報を、「安く・早く・簡単」に入手し、納得のいくがんの治療を受けることができることです。つまり、①良質な情報をもとに最良のがん治療の選択ができること、②ベストな治療を受けられず無念の死に至る人を減らすこと、③死を免れなかったとしても残された月日を自分らしく有意義に送れるような支援ができることです。

　COMは発足以来、セカンドオピニオンとしての相談の受け付け、年数回の全国各地での講演会開催、年4回の会報発刊（3万部印刷）、書籍やDVDの頒布を通じた医療情報の提供、政策提言、などの活動を行なってきました。そして5周年を機会に2009年9月16日よりホームページ上で、シリーズ「がん医療の今」と題して貴重な情報を毎週掲載しています。COMの協力医ばかりではなく、医学以外の領域でその道のトップレベルの人々から快く玉稿を寄せていただいています。原稿を寄せられた諸兄には心から感謝いたします。

## ◇日本の放射線治療の整備・充実に向けた提言

　がん医療の改善は医療情報の提供だけではなく、同時に社会全体の視点から医療システムの改善も必要です。いくつかの政党との懇談会や厚労省関係の協議会で會田代表を中心に意見陳述も行なっています。厚労省に出向いて今まで行なってきた主な政策提言は次のとおりです。

・2004年5月24日　河村文科相に医学教育についての要望書提出
・2005年4月21日　尾辻厚労相に医学教育等についての要望書提出
・2005年6月16日　民主党がん対策議員懇談会で意見陳述
・2005年10月28日　公明党がん対策議員懇談会で意見陳述
・2006年4月28日　安倍官房長官に放射線治療の充実についての署名簿提出
・2006年12月13日　「第2回がん対策の推進に関する意見交換会」（厚労省）で意見陳述

　これらの一連の提言は、がん治療のなかで最も有効に使われていない日本の放射線治療の整備・充実に関する事項です。具体的には、次の3

項目です。

① 遅れている放射線治療医の育成のために、医学部教育の場で放射線診断学と放射線治療学の講座の分離・独立の提言である。これは80ヶ所ある医育機関の放射線科で講座が診断学と治療学が独立しているのは12施設（補―現在は22施設）です。多くの放射線科の教授は診断学を専門としているため、治療医の育成がままならず、今後急増する放射線治療患者に対応できない心配があります。

② 医学物理士の雇用の義務化の提言。放射線治療は高精度化しており欧米諸国にならって医学物理士による放射線治療の精度管理が必要です。放射線医療事故の防止という医療安全の観点からも必要な職種なのです。医学物理士の雇用もなく行なわれている放射線治療は、整備士を雇用しないで飛行機を飛ばしているようなものなのです。

③ 「がん診療連携拠点病院」では放射線治療ができることを必須条件とする要望です。当初はこの条件はなく、放射線治療の機器を保有せず放射線治療ができない施設も「がん診療連携拠点病院」として指定されていましたが、3年間の猶予期間を設けて、2010年4月からは放射線治療ができることが必要条件として組み入れられました。しかし放射線治療機器を整備したものの、実態は放射線治療専門医が常勤しているのは約半数の施設しかなく、放射線治療の医療の質が次の課題として残されています。

## ◇ストロンチウム89（Sr-89）製剤についての要望

2008年10月3日には「日本がん楽会」の中原武志会長、内山眞幸東京慈恵会医科大学准教授と共に舛添厚生労働大臣に対してストロンチウム（Sr-89）製剤についての要望書を提出しました。

Sr-89製剤である「メタストロン注」は転移した骨に集積して$\beta$線を出して鎮痛効果を示す放射性医薬品であり、2007年10月より日本でも使用が可能となりました。多発性骨転移の治療にとっては有用な薬剤ですが、使用に当たっては放射線安全管理上の知識だけでなく、放射能測定や静注のための分注装置などの周辺機器の初期設備投資が必要です。し

かし、診療報酬上は薬剤としての扱いのみであり、施設としては赤字となるような事態を改善する必要があります。

緩和ケアの充実には必要な薬剤の一つであることから、本年4月からは放射線安全管理料として1万7000円の診療報酬が認められました。ただ、DPC（包括評価制度＝定額支払い）の施設では、約32万円の薬剤は高額であり、DPCから除外することが今後の課題として残っています。

## ◇子宮頸がんワクチン接種に関する要望

2009年12月10日には長妻厚生労働大臣に対して「子宮頸がんワクチンの10〜14歳女児に対する定期接種に関する要望書」を提出しました。

2009年10月に正式承認されたのを機に、公費（無料）で校医が接種する方向での対応と、当該ワクチンの保険収載を強く要望しました。効果が高く、将来的には子宮頸がん罹患者数の激減と医療費の削減につながることから、ワクチン接種は最終的には対費用効果比は高い対策となります。特に妊娠出産が可能な若年女性の罹患が増えてきていることから少子化対策にもなるのです。予算的な問題で大きな課題は残りますが、これは国民の税金をどこに投入するかの、政治的な決断です。しかし医学的な根拠が明確であったとしても、この予防治療だけ全額無料というのでは他の予防治療との兼ね合いからみればバランスが取れません。そのためCOMとしては、ワクチン接種を保険収載とし普及すべきであると考え要望しました。私はこのワクチン接種普及の具体的な方法として、次のように考えています。

① 中学1年生の女子（12〜13歳）に校医が出向いて学校で3回接種します。そして中学1年生を対象に毎年続ける。料金に関しては仮に7割は国庫からの補助とし、地方自治体が3割負担することにより、本人は無料とします（国と地方自治体との負担割合は今後の話し合いで決める）。ワクチン接種への補助は良質な子ども手当と考えるべきです。そして今後も恒久的に中学1年時に接種を続けることとします（話は逸れますが、子ども手当の給付方法として、親の所得と関係なく現金でばらまかれていますが、私は、家庭によっては親の酒代やローンの返済に

使われる可能性があります。このような方法は、確実に子どもに公平に還元される給付方法ではありません。具体的には給食費や補助教材費を無料にするような現物給付方法がとられるべきであると考えています。現在の現金給付はまったくナンセンスであり、教育現場を知らない人たちの人気取り政策でしかありません）。

　②　現在中学2年生以上の接種に関しては、できれば保険診療として自己負担分3割を支払って接種することが望まれます。これにより、20歳の方でも、中年の方でも接種する人は増え、広い年齢層に予防効果が期待できるからです。

　現在の医療保険は疾患の治療にのみ適応されており、インフルエンザワクチンなどの予防医療は医療保険外で自費となっています。したがって当然、診療報酬の支払い側からは反対意見が出そうですが、眼先の損得ではなく予防医学をどうするかという大局的な観点での議論が望まれます。今後は医学的に確かな予防医学も保険収載するという発想の転換も検討すべきです。

　もし保険診療としての収載が無理であれば、何がしかの国からの補助が検討されるべきだと考えています。複数の市町村単位の基礎自治体において子宮頸がんの予防ワクチンの公費による補助が報道されていますが、地域による格差を生まないためにも政府の早急な対応が望まれます。

　医学的なデータの検討と対費用効果比を考慮した包括的な議論により、必要なら予防接種法の法律改正まで視野に入れた「予防医学元年」としてもらいたいと思っています。

　もちろん毎年流行する冬季のインフルエンザやHibワクチンや肺炎球菌ワクチンなども含めた話としての対応です。財政的にも野放しにするのか、保険診療とするのか、その都度に補助金で対応するのか、なども議論すべきなのです。

　今回のワクチン接種の補助に関しても、単に要望が強いからとか人気取りではなく、現在30％前後しか普及していない子宮がん検診率の向上対策も含めて、検診と予防ワクチンの費用対効果分析を行ない効率的で公平な対応が求められます。

第4章　患者会活動としての政策提言　63

## 2 生命保険会社の不払い問題の是正を要望

2010年7月21日に荒井聰内閣府特命担当大臣（国家戦略・経済財政政策・消費者及び食品安全）に「放射線治療に対する保険金給付の50グレイの線量規制の撤廃について」の要望書を提出しました。以前から生命保険やがん保険の契約において放射線治療を行なった場合の保険金の給付は総線量が50Gy（照射された吸収線量）以上照射された場合にのみ給付されるという不可思議な契約条件となっています。しかし、最近の放射線治療は多様な線量を用いて治療する時代になっており、また放射線治療を受ける患者数も多くなり、この50Gy規制が大きな問題となっています。

このため、2008年9月18日付で日本放射線腫瘍学会より生命保険協会に対して文書にて50Gyの線量規定の撤廃をお願いしました。

しかし、生命保険協会からの回答は、2008年10月の各生命保険会社の管理職が参加する保険金部会において、学会からの要望を伝達したのみで、「この支払い基準について討論することは独禁法に違反になるためできない」という回答でした。

しかし、放射線総量50Gy未満の場合は給付金の算定対象とならないことは、保険の趣旨から考えれば不当であり、不払い問題として取り上げたものです。

放射線治療は、いろいろな部位の悪性腫瘍に対して行なわれていますが、そもそも照射される線量は標的とする部位ばかりではなく、照射の目的や、腫瘍の放射線感受性や、見込まれる予後によって大きく異なります。また放射線治療の効果は1回（1日）に照射する線量と照射期間、そして総線量との関係で決まります。したがって総線量だけでは効果の強弱は判断できないものです。しかし保険金給付の申請書類には放射線治療の総線量しか記載する項目がなく極めて不備です。保険の目的は悪性腫瘍に対して放射線治療を行なった場合に給付するという趣旨である以上、50Gyで線引きすること自体がおかしな話なのです。

64　第Ⅰ部　放射線の光の世界を求めて

**図表４－１ 湿性皮膚炎を指標とした皮膚の耐容線量（R）**

| 照射回数と日数 | 7×5 | 10×8 | 12×10 | 20×10 | 20×15 |
|---|---|---|---|---|---|
| 1回/1日 | 2000 | 1700 | 1500 | | |
| 4回/4日 | 3500 | 3000 | 2500 | 2000 | |
| 8回/10日 | 4500 | 4000 | 3500 | 3000 | 2500 |
| 16回/3週間 | 5250 | 4500 | 4000 | 3500 | 3000 |
| 25回/5週間 | 6000 | 5000 | 4500 | 4000 | 3500 |

出所：Ralston Paterson(1948):The Treatment of Malignant Disease by Radiotherapy.

　乳がんの手術では乳房全摘術であろうが、乳房温存手術であろうが、手術侵襲の大小で区別することなく給付されます。また抗がん剤治療においては抗がん剤の種類を区別して給付の有無を決めているわけではありません。なぜ放射線治療だけ区別しているのか、まったく根拠のない話です。それだけ放射線治療に関しては保険会社も無知であることを示すものですが、もし知っていて不払いを続けているとしたら、詐欺的行為であると言っても反論できないと思います。実際に保険契約をするときに50Gy以上の線量の項目を説明することもないであろうし、小さな文字で書かれた裏書の約款に眼を通す人もいないでしょう。通常の感覚ではがんになったときに、どんな治療を行なったとしても治療費を保証してくれるものと考え契約しているからです。そこで50Gy項目がいかに不当であるかを医学的な観点から説明します。

　まず、放射線治療は腫瘍周囲の正常組織の線量を極力抑えて、腫瘍制御線量を投与する工夫の歴史でした。そのため一度に大量の線量を照射せずに分割し、できるだけ照射範囲を小さくして照射する方法が行なわれています。このため多くの施設では経験的に通常の放射線治療は1回2Gyで週5回（月曜日～金曜日）に照射しています。この照射法は通常分割照射法と称して現在でも標準的な照射法です。図表４－１は通常分割照射法による1回線量・照射期間・総線量の関係を示すデータです。

　この表は1940年代の深部X線（皮膚表面が100％照射される放射線）時代に放射線治療を体系化したマンチェスターのパターソン医師が膨大な臨床データから作成したものです。

図表4－2　通常分割照射法による主な腫瘍の制御に必要な総線量

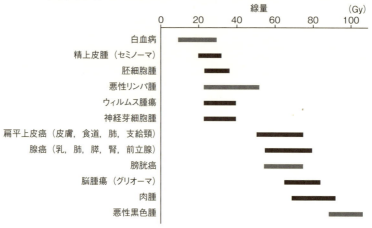

　この表で示されているように、7 cm×5 cm の範囲の皮膚に1回で2000R（R:レントゲンは放射線の空中線量の単位で、人体への吸収線量はこの約95％と換算する）照射すれば、皮膚はびらん様の湿性皮膚炎となります。12cm×10cmでは、1500Rで同様な反応が起こります。このことから有害反応を抑え、きるだけ多くの線量を投与するためには照射範囲を小さくすることが必要であることがわかります。また7 cm×5 cm の範囲では4回に分割すれば、3500Rまで照射しなければ、湿性皮膚炎とはなりません。同様に1回200Rで週5回照射すれば、湿性皮膚炎を生じるまでには6000Rの照射ができるのです。この照射範囲と線量と分割回数がほぼ有害反応の発生と相関し、また人体の多くの臓器にもおおむね当てはまります。
　次に通常分割照射法による腫瘍の放射線感受性と局所制御の関係を図表4－2に示します。腫瘍のタイプによって放射線治療で治癒が期待できる総線量が大きく異なることが示されています。
　感受性の良好な悪性リンパ腫などは24Gy～50Gy程度で制御でき、最近は抗がん剤も使用されるため、30Gy～40Gy程度の照射が標準的とな

図表4－3　多発性骨髄腫の放射線治療前後のCT画像

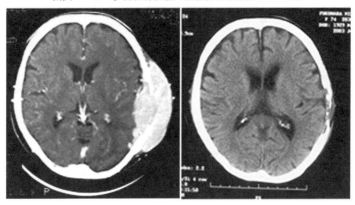

　　　照射前　　　　　　　　　　46Gy照射後

っており、50Gyまで照射されることは稀となっています。しかし、悪性腫瘍の70〜80%を占める扁平上皮がんと腺がんでは治癒を期待する場合は50Gy以上の照射が必要となります。50Gy未満では給付対象から除外されることは、以前から放射線感受性が高く治癒が期待できる人は給付対象としていなかったことになります。図表4－3に46Gyの照射を行ない治療を終了した多発性骨髄腫の症例を示します。こうした症例では、50Gy未満の線量で照射の目的は達成できているのですから、50Gy規制を盾に給付金の不払いは許されない問題です。

◇**高精度放射線治療の登場**

　さらに最近では、照射技術の高精度化によって腫瘍にだけ限局して照射でき、周囲の正常組織の線量は少ないので、1回線量を多くして少ない分割回数とする治療が行なわれています。周囲正常組織の有害反応を考えて通常分割照射法にこだわる必要がなくなったためです。図表4－4に照射技術の比較を示します。従来用いられていた前後対向二門照射では、腫瘍部位とほぼ同程度の線量が線束の通り道の正常組織にも広範に照射されますが、定位放射線治療では多方向からピンポイントで照射することにより周囲の線量は激減できるのです。

**図表4-4　前後対向二門照射と定位放射線治療の比較**

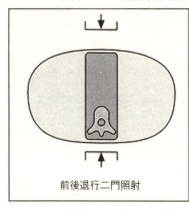
前後退行二門照射

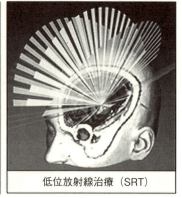
低位放射線治療（SRT）

　このため照射効果の強さを比較するいくつかの換算式がありますが、ほぼ同等の効果と判断できる3種類の「総線量・分割回数・照射期間」の具体例を示します（図表4-5）。

　この3種類の照射方法の効果はほぼ同等であり、総線量だけの記載では放射線治療の内容を把握するには不十分なのです。現場ではこうした換算を参考に多彩な照射方法が行なわれています。

　また各方向からの照射においても、鉛の多分割絞り装置を装着し、コンピューターで細い鉛板の開閉を制御することにより腫瘍の形状に即した形どおりに照射するため、さらに周囲正常組織の線量は低減できます（図表4-6）。

　ちなみにガンマナイフによる脳腫瘍の治療では、20Gy～30Gyの1回照射で終了します。また肺がんや肝臓がんの定位放射線治療で、12Gyを4回照射した場合、総線量は48Gyとなり、実際の効果は通常分割照射では90Gy以上の線量に該当します。

◇術前照射と術後照射

　また放射線治療では根治的な目的だけでなく術前照射、術後照射も行なわれます。さらに現実に最も多いのは緩和目的の照射です。乳がんの治療では乳房温存療法が普及し、乳房内の腫瘍切除後に45Gy～50Gyの

図表4-5　総線量・分割回数・照射期間の具体例

| 総線量 | 分割回数 | 照射期間 |
|---|---|---|
| 50Gy | 25回 | 5週間（1回2Gyで5週間の期間に25回に分割して照射） |
| 46Gy | 20回 | 4週間（1回2.3Gyで4週間の期間に20回に分割して照射） |
| 30Gy | 6回 | 8日（1回5Gyで8日の期間で6回に分割して照射） |

図表4-6　多分割絞り装置を使用した高精度放射線治療

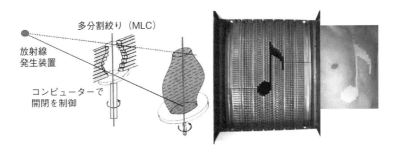

術後照射が行なわれています。医師や施設によって多少の線量の違いがあり、45Gyの治療では給付されず、50Gyでは給付されるというのは問題です。

　また、緩和的照射では50Gy以上照射することは決して多くはありません。たとえば、多発性の脳転移の治療では全脳照射の適応となりますが、放射線による晩発性の脳障害を考慮すれば50Gy以下とすることが常識となっています。また骨転移に対して疼痛除去目的で照射する場合は、予後との関係で1回線量を増やして短期間に照射を終えることが一般的であり、50Gy以上照射することは稀です。緩和照射では根治照射の約3分の2程度の線量しか照射しないので、1回線量を増やしても放射線治療による急性期の副作用が問題となることはほとんどありません。また1〜2年後に発生する可能性のある晩発性の副作用は耐容線量近くまで照射しなければ発生しないため、耐容線量の約3分の2程度の線量では晩発性の副作用の心配は不要です。万が一副作用が出現するとしても存命中に生じることはないため、"効果はこの世で、副作用はあの世で"というわけです。そのため予後が短い患者さんの治療では治療期間

図表4-7　骨転移に対する線量分割

| 総線量 | 分割回数 | 照射期間 |
|---|---|---|
| 8 Gy | 1回 | 1日 |
| 25Gy | 5回 | 5日（1回5Gy） |
| 30Gy | 10回 | 2週間（1回3Gy） |
| 40Gy | 20回 | 4週間（1回2Gy） |

図表4-8　転移性脊髄圧迫に対する5種類の放射線治療スケジュール
（全て50Gy未満）と予後因子についての検討

| 照射スケジュール | 症例数 | 運動機能の改善（%） | 治療後の歩行可能な割合（%） | 2年後の照射野内再発（%） |
|---|---|---|---|---|
| 8Gy×1回/1日 | 261 | 28 | 69 | 24 |
| 4Gy ×5回/1週 | 279 | 28 | 68 | 26 |
| 3GY/10回/2週 | 274 | 27 | 63 | 14 |
| 2.5Gy×15回/3週 | 233 | 31 | 66 | 9 |
| 2Gy×20回/4週 | 257 | 28 | 74 | 7 |

を長くする必要はありません。余命3ヶ月の患者さんにだらだらと5週間の通常分割照射法で照射する必要がなく、標準的には1～2週間程度の照射期間で骨転移の放射線治療は行なわれています。したがって、症例によっては、1回8Gyを照射して骨転移の治療を終了する場合もあります。骨転移に対して常用されている線量分割としては、図表4-7のような分割照射が行なわれています。

　これらの治療では総線量は全て50Gy未満であり、算定対象とはならないこととなります。

　骨転移に対する種々の線量分割の除痛効果を比較した無作為比較試験のメタ分析では、完全除痛率も疼痛緩和率も差はないことが報告されています（Wu JS-Y, et al: Int J Radiat Oncol Biol Phys. 55:594-605, 2003.）。

　さらに転移性脊髄圧迫に対する5種類の放射線治療スケジュールと予後因子についての検討（1992～2003年に治療した1300症例の分析）で

は、図表4－8に示すように治療効果に差がないことも報告されています（D. Rades, et.al.: J.Clin.Oncol.23:3366-3375,2005.）。

　以上、解説したように、現実の放射線治療では照射技術の進歩や照射目的により50Gy未満での治療例も多いのが現実です。したがって、保険給付金の算定対象を放射線総量50Gy以上の場合にのみ適応することはおかしな規制と言わざるをえません。保険会社は医学の進歩や現実に迅速に対応し、50Gyで線引きすることが根拠のないことを認識して、放射線治療を行なった患者さんの50Gy規制を撤廃していただきたいものです。また監督官庁には医療消費者の立場に立った行政指導が求められます。

初出：「がん医療の今」No.53（2010年9月15日）、No.54（同22日）掲載

# 第5章　医療改革の方向性

## はじめに

　急激に進行する少子高齢社会への対応と、医学の進歩をいかに効率よく社会に還元するかが、大きな問題となっています。戦後のわが国は市場経済を原理としながらも、医療においては官僚主導型の要素も取り入れた独特の医療システムを作り上げてきました。しかし近年の医学・技術の進歩と人口構成の変化と重なって、医療を含む社会保障制度全体の変革が迫られています。

　人類は20世紀になり、使い方によっては人類を滅亡させかねない技術を手に入れました。1938年に核分裂反応が発見され、人類と共存できない人工放射線と向き合う世界が展開されています。また、1953年にはDNAの二重螺旋構造が発見されました。そして、遺伝がDNAの複製であることや、DNAの塩基配列が遺伝情報をもっていることが解り、遺伝子操作の世界が始まりました。こうした画期的な科学技術が人類をどんな方向に向かわせているのか、金儲けの視点を別にして、世界全体で議論し人間としてのコンセンサスを作り上げる必要があります。

　世界には今なお 1 万 5000発近くの核弾頭がわずか 9 ヶ国によって保有され、人類の存在を脅かしています。2017年7月7日には歴史上はじめて、核兵器を違法とする核兵器禁止条約が122ヶ国の賛成で国連本部において採択されましたが、核保有国と同盟国の多くは会議への参加をボイコットしました。ボイコットした国の中には身勝手で反省のない被爆国である日本も含まれています。

　核兵器禁止条約の会議にも出席せず、人工放射線の健康被害を無視し、国防のためと称して「今だけ、金だけ、自分だけ」の安部首相やトランプ大統領の「自分ファースト」の姿勢では国民の健康は守れません。最

72　第Ⅰ部　放射線の光の世界を求めて

も手っ取り早い安全保障は首相や政権を変えることです。人間として見識のある人間が政治・行政・司法に関わる必要があります。病院に行くことだけが健康を守ることではありません。国民も真剣に考えるべきです。

　今後の医療および介護保険制度の改革（実は改悪）の具体的な内容は不鮮明ではありますが、予想される動向は、第一に自己負担が増えることであり、急性型や慢性型や療養型などの病床区分により入院医療の提供体制が大きく変わることです。少子高齢社会では北欧型の高福祉社会が望まれますが、日本は医療や福祉の領域も米国型の自由主義市場経済の方向へと向かっています。そして、がんは加齢にともなって増加する疾患であるため、社会の高齢化にともないがん罹患者は増加し、また放射線や農薬や化学物質などの複合汚染により発がん者が増加するばかりでなく、奇病・難病も増加します。こうした状況で、今後の日本のがん医療について論じたいと思います。

# 1　労働力としての人間と医療

　日本は資本主義自由経済の社会ですが、戦後の医療だけはきわめて社会主義的な要素を保ちつつ歩んできました。これは、戦後まもなく吉田茂総理大臣に対して社会保障制度審議会から出された勧告が基となり、医療制度そのものにもその基本理念が取り入れられたためです。1950年10月16日の日付で出された社会保障制度審議会の勧告には、戦後の日本の復興を支えることとなる社会保障の内容が、審議会会長大内兵衛東京大学教授の名文で書かれています。大内氏はマルクス経済学者であったことから、社会主義的な理念が根底にあったのです。

　そこでは、「時代はそれぞれの問題をもつ」とし、「国民は窮貧すぎて平和も民主主義も紙の上の空語でしかない」とし、「再興日本の先立つ基本問題は、いかにして国民に健康な生活を保障するかが問題である」と明記しています。社会保障は投資的経費であるという理念です。また「問題はそれぞれの解決法をもつ」とし、「人間の生活は全く社会化され

ており、そり故に国家もまたその病弊に対して社会化された方法をもたねばならぬ」としています。こうした理念の延長上に1961年より、国民皆保険制度が発足することとなりました。

　人間の生活は社会化されているということを経済学的に言及すると、以下のように考えることができます。人間は属性として労働能力をもっており、労働能力というのは、「一人の人間の肉体、すなわち生きている人格のうちに存在していて、彼がなんらかの種類の使用価値を生産させるときにそのつど運動させる肉体的および精神的諸能力の総体のことである」（資本論第1部第2篇第4章第2節）と規定できます。したがって、人間は経済学的に言うと、「労働力」と言い換えることができ、人間労働がいかなる社会においてもあらゆる富の源泉となります。「労働力」があるということはなんらかの「使用価値」を産み出すことから、物質社会の維持と発展のためには労働力の確保と管理が必要となります。そして資本主義社会にあっては、「人間＝労働力」が「商品」として売買され、管理されることとなります。

　一方、生命は本質的に不安定性をもった現象で、生物学的には環境との間の絶えまない緊張関係のなかに成り立っており、生体は生命の可視的現象です。そこで経済学的には医療の本質は、「労働力の保全・修復」です。人間の労働が富の源泉であり、なんらかの「使用価値」を産み出す社会においては「病」は生物学的には生命の「正常からの逸脱」であり、経済学的には合目的性を失った異常な労働力の状態です。そして生物学的機能のみならず、社会的生活機能をも障害し、かつ生物学的機能の停止＝"死"という不可逆的な生物学的事実の危険に陥る可能性を連続的に内在しており、死は恐怖となります。

　人間はこの精神的不安と生活機能の障害を「医」という行為として解消しようとするのであり、医療行為の社会的必然性が生じます。そして医療行為の質は、ヒポクラテス以来の「医」のもっていた宗教的な神聖性・神秘性の代わりに、現代臨床医学では物質崇拝的な薬剤や医療技術などに置き変わり、「医療サービス」という商品を生産し、同時に消費過程ともなっています。「医療サービス」という商品は、高度の専門知

74　第Ⅰ部　放射線の光の世界を求めて

識を必要とし、必要度係数が大きくて、不可欠性、代替不能性、という特徴をもっており、患者はこの「医療サービス」を自らの労賃の一部を医療費として払って買い、これを消費することによって、「労働力の価値の修復」を行なっているのです。したがって、基本的には患者側は当然にも医療に対して社会的労働力として維持できるQOLを要求することになります。

　戦後の日本では、最低限の労働力の確保の必要性から、医療は社会保障制度の一環として組み込まれ、国民皆保険制度が確保されました。しかし、根底には資本主義の経済原則があることを踏まえて考える必要があります。医療が経済学的には労働力の確保という社会的役割を担っている以上、社会的状況によって変容を来たす必然性をもっています。皆保険により、いつでもどこでも安く医療が受けられるという感覚の延長上に、費用効果比の視点を欠落した医療が蔓延していきましたが、今後は新技術や薬剤費の高額化に対し対応が迫られます。

　医療の第一の課題が労働力の確保であった時代から、医療の目的は金儲けとなりつつある時代となりました。肉体労働であればロボットで代替えできる仕事も多くなっています。また、人工頭脳（AI）を搭載した機器が頭脳労働の一部にも導入される時代です。このため経済格差は拡大する一方です。

　そして、医学や科学の知識・技術・特許を保持することが金儲けの効率的な手段となっている時代となりました。そのため、医学や科学の研究の方向性は、生命倫理や生命哲学の議論を抜きに技術開発の追求だけとなっています。遺伝子操作で受精卵も作れる時代となり、遺伝子編集も可能となりましたが、生命倫理の問題は不問に付されたまま金儲けに繋がる研究が優先されているのです。

## 2　迫られる高齢社会への対応

　日本の人口構成の特徴的なことは、高齢社会を短期間で迎えることです。現在すでに65歳以上の高齢者は4人に1人以上となり、2030年には、

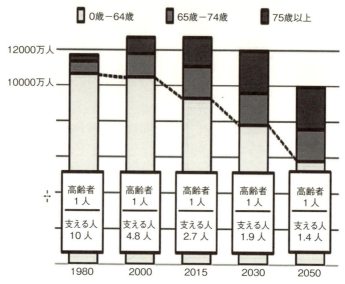

図表5-1　日本の人口構成の推移と将来予測

（総務省統計局2016年3月現在のデータをもとに受保連が作図）

65歳以上の高齢者を現役世代が2人で1人を支える事態となり、深刻な高齢化は進行します。また認知症も約700万人と予測されています。

　図表5-1に『受保連NEWS』4号（2016年5月23日）に掲載された日本の人口構成の推移と将来予測を示します。スウェーデンやフランスは約100年間の時間的スケールで徐々に高齢化社会となったのですが、日本の場合は短期間での対応が迫られており、これは人類史上初めてのことです。

　2016年の出生者数は97万人で団塊世代時の出生者数の36％であり、年死亡数は130万人で33万人の人口減です。また2016年の婚姻件数は62.0万組でしたが、離婚件数：21.6万組であり、当該年に結婚した夫婦ではないとしても35％が離婚する社会となっており、今後も子どもが増える展望はありません。

　資本主義経済においては基本的には消費が伸びない限り経済成長は望めません。しかし、為政者はこうした高齢社会となっている人口減少を

無視して、今だに経済成長をめざしています。いかに愚かであるか考えてほしいものです。今必要なのは高齢者も巻き込んで共助社会のシステムをどう構築するかなのです。アベノミックスの実態は株式市場に多額の年金を投資し、国内の株価を買い支えて見かけ上の経済を作り上げているだけです。こんなアホノミックスが続くと、2020年の東京オリンピックが終われば深刻な経済不況に見舞われ、共助社会の構築はより困難となるでしょう

## 3　医学研究の方向性について

　医学は、基本的には病因論的認識論を基本に帰納的実証主義を方法として進歩してきました。フランシス・ベーコンに始まる帰納的な実証主義から始まって、論理実証主義も組合せて、病因論的認識を中心に今の疾病概念やそれに対する治療法が組み立てられてきました。そのため病因に対する対応が治療法の中心となり、病気を見てトータルな人間としての患者を診ないという傾向となり勝ちでした。しかし、一人の患者さんは、図表5－2に示す多彩な要因が付与された存在です。

　医学的側面はX軸のベクトルであり、腫瘍だとか感染症だとか代謝疾患だとかいった疾患の病因論的医学研究の歴史的な方法論のベクトルです。また、医療現場では実際には治るものだとか末期であるだとか、急性期か慢性期かといった病因論とは関係ないY軸の状況医療的ベクトルがあります。さらにもう一つ、患者さんのZ軸のベクトルとして社会性というものがあります。患者さんの宗教や経済状況や家族背景や年齢や性別や社会的な立場などの要素はさし当たって医師は関与できない因子ですが、治療の選択に際しては充分に考慮しなければなりません。こういうXYZの3つのベクトルの中で一人の患者さんは位置づいており、この3つのベクトルの多様な要素を全て包括して治療が考慮され、技術や薬を媒介として医療行為は行なわれています。また医療の現場は応用科学の具体化の場であり、技術の介在を余儀なくされますが、技術には同時に哲学的なものも含まれており、患者と医師の精神的・心理的なかか

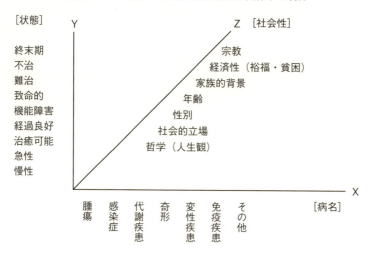

図表5-2 患者の位置付と医学研究に関係する項目

わりと価値観の共有が問題となります。こうした医師と患者のかかわりの過程で、医学の進歩により種々の治療法の選択が可能となり、多様化した患者側の価値観との調整が必要になっています。

　すなわちQOLを重視した全人的医療として、一人の患者さんの治療を考えるとき、病因論的視点のほかに、患者さんの置かれた医療状況や、社会性や経済的な問題、それから家族の問題、宗教、哲学、価値観といった多彩な要素を考慮して実際の医療行為が行なわれているのです。こうしたQOL重視の医療は、あえて命名するならば、生態学的な方法論ということができます。そのため、医学的な知識だけでは対応できないことも多くなっています。受験勉強は得意でも、対人関係の構築が不得意な最近の若い医師や医学生が問題となるのはこのためです。

　昔は人生50年の短命の時代であり、long aging との戦いでしたが、疾病構造が感染症を主とした急性疾患から、生活習慣病などの慢性疾患に移行したことにより、病気をコントロールしながら、社会的に活動していく well aging との戦いとなり、生活・生命の質を重視した医療の在り方が提起されているのです。また最近では、こうした思考法の変化は、地球環境の破壊などにも対応するためにさらに広い視野で人間生命学の

提唱として思考のパラダイムの変革が論議されています。

## 4　QOLの評価法

　かつて、初代国立がんセンター放射線部長だった梅垣洋一郎氏は、実質生存率というトータル概念で医療行為の評価法を提唱しました。「実質生存率」＝生存期間（Quantity）＋生存の質（Quality）、という計算式となりますが、QOLが叫ばれる以前にこうした発想をすでに発表していたことに敬服するとともに、今まさにこの考えの延長上にがん治療の評価は具体的に議論されるべき時代となりました。そして最近では評価法のなかに、医療費の項目も加える必要性が生じています。医療の質の評価をする場合に、①職員・設備・施設などの構造の評価と、②患者の診断法・治療法などのプロセスの評価と、③生存率・局所制御率・QOL・副作用などの結果の評価とに分けて考える必要があります。このうち、治療法の比較の際に最も重要になるのは、当然治療結果です。治療成績の評価は、一般的に生存率・生存期間・治癒率などの指標が用いられてきましたが、QOLが重要視されてきた現代の医療では生存の延長ばかりがエンドポイントにはならないことは明らかです。最近では無病生存期間、ADL（activity of daily life）、QOLなどの質の概念も含んだ比較がされるようになりました。

　より一般的なQOLの測定法として、Rosser指数（Rosser index）が提唱されています。Rosserらは身体障害を8段階に、精神的苦痛を4段階に分類して、32通りの組み合わせで健康状態を表現し、医師・看護婦・患者・ボランティアらから聞き取り調査をして、相対健康値を死亡の0から完全な健康状態の1までのRosser指数に割り付けました。この分類法により、さまざまな健康状態をQOLのスケールとして表現することができ、異なる治療プログラムによる結果の比較も可能となりました。

　そしてこのQOLスコアを生存期間の測定と組み合わせることにより、QALY（quality adjusted life year：QOL補正生存期間）が計算可能となります。QALYは、ある治療法による生存期間を各年のQOLで補正して

**図表 5－3　QOL 補正生存期間（QALY）の概念図**

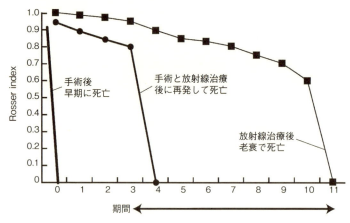

出所：Robinson R:BMJ 1993;307:859-862 より引用（一部改変）。

算出します。たとえば、あるRosser指数で示される健康状態の1年間は、換算表から得られた健康相対値で表すことによって、個々の症例ではretrospectiveな結果として表現されるという問題点はありますが、図表5－3のような比較が可能となります。健康状態とその持続期間で表現される面積が治療法の評価として成立するのです。

　さらに、異る治療法や異る治療プログラムを比較する際には、費用と効果・有効性の両面から比較することが必要です。効果判定が難しい医療場面に費用効果分析（cost-benefit analysis）を適応することは、必ずしも容易ではありませんが、そのなかで現時点で最善の経済性・効率性の評価法と考えられているのが費用有用性分析（cost-utility analysis）です。前述したQALYは、治療法の「有用性（utility）」を評価する概念ですが、QALYを指標とした有用性と、その治療に要した費用から費用有用性比（cost-utility ratio）を算出することにより、費用有用性分析が可能となります。

　放射線治療は、装置・施設に対する初期投資は高額ですが、比較的少ない費用でがんの根治的治療を行なうことができます。また得られる結果にも臓器温存という大きな利点を有し、進行がんや再発がんの対症的

治療においても費用有用性比は良好です。今後は、費用効率も考慮した治療結果の科学的証拠によって評価することが必要で、効果の証明されない新しい治療法や、複雑で非効率的な治療法などは、こうした手法で有用性を検討すべきです。有限の医療費をいかに効率的よく使ってがん治療に取り組むかという視点は、がんの専門医に求められている切迫した課題なのです。

　2016年の医療費は41兆円を超え、政府は急性期と慢性期の病床を減らし、2025年には30万人を自宅や介護施設に移し、医療費を抑える目標を立てています。1970〜80年代の主な抗がん剤の1ヶ月当たりの薬価は数千円でしたが、1990年代には数万円となり、2000年代入り分子標的薬の出現で数十万円となり、最近の免疫チェックポイント阻害剤の薬価は数百万円となりました。この40年間で抗がん剤の薬価は3桁高価なものとなったのです。

　真実や論理性や科学性で成り立っているかのごとく見える医科学研究の方向性も、現実にはどの時代においても社会的・経済的な規定性を帯びながら進歩しており、経済体制の下部構造の上にその研究成果を上部構造として積み上げざるをえないという宿命的構造的矛盾を引きずっています。

　そのため、製薬会社による抗がん剤の販売促進攻勢にも突き動かされて、効果の少ない抗がん剤が多用されたり、80歳以上の高齢者にも慎みなく抗がん剤を使うという現実が生み出されています。そして最近では、免疫チェックポイント阻害剤などの開発により、抗がん剤の薬価は高騰し続けています。このため、今後は治療の経済評価手法も取り入れられて議論されることになるでしょう。この評価法をいくつかあげると、①費用効果分析（CEA：cost‐effectiveness analysis）、②費用効用分析（CUA：cost‐utility analysis）、③費用最小化分析（CMA：cost‐minimization analysis）、④費用便益分析（CBA：cost‐benefit analysis）などがあります。

　①費用効果分析は治療の費用と生存年などの尺度による結果を評価する手法ものであり、②費用効用分析は治療効果の指標として質調整生存

年（QALY：Quality adjusted life year）を使用し、最大限のQOLで１年生きることを１QALYとして、１QALY改善するために必要な追加費用を求めて分析する手法です。また、③費用最小化分析は費用が最小になる治療法が最も望ましいと評価する手法であり、④費用便益分析とは効果を全て金銭価値に置き換える分析手法ですが、どのような評価法で評価するかは今後の議論となると思います。

## 5　QOLとQOT

QOLは患者側の問題ですが、医療従事者側の主体的問題としては、クォリティ・オブ・トリートメント（QOT：Quality of TreatmentまたはQuality of Therapy、治療の質）ということを問題にすべきだと思います。QOLとQOTは表裏一体であり、最も良質な治療は最も良質なQOLを保証するとも言えます。QOLの原点は、治療において機能と形態を温存し、患者さんの社会的人間存在を確保することです。また医療行為における説明と同意においても、多種多様な価値観・人生観をもった患者各人の要求も考慮しつつ、専門的医学知識をもった医療従事者が最も適切な治療法の選択を示唆することが重要です。そして最も適切な治療法の選択に当たっては、各種治療法の相対的な位置づけが吟味され、各科の専門的医療技術の正当な行使が行なわれるべきです。したがって医師側の問題としては、QOTの確立こそ問題なのであり、ベストでないがん治療をしないで、QOLを論じてもそれは免罪符にはなりません。初診した病院によってQOTと、治癒後のQOLの違いがあれば、「医者選びも寿命のうち」であり、「QOLも医者次第」ということになり、良医・名医などに関するマスコミ情報の氾濫が生じる根拠にもなっています。

QOT の評価項目としては、①高い局所制御率、②高い生存率、③良好な QOL、④低い治療侵襲、⑤安い医療費の５つの因子を組み合わせて考える必要があります。この５つの因子を医療職のプロフェッショナリズムに基づき、患者にとって本当に役立つ「賢明な選択」ができるように、医療側と患者との対話を促進し、意思決定を共有することが求め

られます。

　現代の臨床腫瘍学は、生存ばかりではなく機能と形態やQOLも考慮して治療に当たらなければならないため、人間学や人生学にも通じるものとなりつつあります。それは患者が社会の中で生きている以上、社会的要因も考慮したサイコ・ソーシャルオンコロジー（Psycho-social-oncology）の方向へと分析深化されることになり、われわれのかかわりは日本独自の社会的・歴史的・文化的要素も加味し、死生観も絡んだがん治療へと展開されることになっています。今後患者の高齢化や、がん治療に対する認識が高まり、Informed Choice（説明と選択）が確立すれば、機能と形態の温存が可能な放射線治療はより期待される治療法となると思われます。さらに医学の進歩により、外科治療と放射線治療とでは治療成績が同等な疾患も出てきました。治療法の選択は、治療効果と副作用と治療後のQOLと医療費などを勘案し、自分の年齢や価値観なども考慮して、最終的に患者さんが決める必要があります。

　その際は、医師が治療選択するのではなく、自分が関わっている診療科の立場を離れ、正しく公平な情報を患者さんに与えることが必要になります。特に治療法が異なっても治療成績がさほど変わらなければ、どちらを選択するかは、患者側が判断せざるをえないことも多くなっています。これが医療の在り方として、「説明と同意」から「説明と選択」に変わりつつある背景であり、過剰医療を防ぐ賢い選択（Choosing Wisely）に繋がるものなのです。それは医療技術評価、医療経済学、医療管理学を融合し、EBMとNBM（Narrative Based Medicine）にも配慮した実践医療なのだと思います。

## 6　医療情報は誰のものか

　インターネットにより、全ての情報が世界中に瞬時にして届く時代となりました。この情報通信革命により、政治や経済ばかりでなく、医学の世界も大きく転換しています。病院情報や疾患情報および治療法に関する情報は容易に入手できるようになりました。しかし、日常臨床で説

明が充分に行なわれているとは言いがたい現状であり、患者や家族の不満の大きな原因の一つになっています。紹介患者を診察する機会の多い放射線治療医の立場からは、医師の説明不足が随分と多いことに驚いています。

　そして現実のがんの告知や治療法の説明は、医師側の治療遂行上の必要性から情報が与えられていることも多く、自ら携わっている診療技術の押し付けのような説明も多く見られます。さらに放射線治療で充分に治るがんでも、放射線治療について説明されていないことも多く、他のふさわしい治療法の代案も含めて、公平な立場と知識をもって、説明のできる医師は決して多くはないため、「説明と選択」の医療には至っていないのが現状です。

　"３時間待ちの３分診療"という言葉に代表される日本の医療体制の貧困さは、患者さんへ充分な説明を行なう時間的余裕もままなりません。忙しく時間的余裕に乏しい日本の医療現場で、こうした現状を打開する方策の一つはカルテ開示を行なうことです。もちろん医療情報開示は「患者の知る権利」や「患者の自己決定権」の保証としてあるものですが、「説明と選択」の医療の確立のための手段となりうると思います。

　また医療情報の開示に際しては、効率的な医療情報の活用も大きな問題となります。カルテの統一化や電子カルテへの移行を行ない、その記録は医療機関に保存するばかりでなく、重要な医療情報に関しては「診療手帳」としてICカードやCD－Rやなどの記憶媒体に保存して患者に提供する仕組みが理想です。そうすれば入院するたびに血液型を調べたりする必要はありません。患者は保険証とともに「電子診療手帳」を持ち歩き、どの医療機関でも無駄の少ない診療やセカンドオピニオンを受けることができます。患者個人の医療情報は本来患者自身に所属するものであり、医療情報開示の問題も解決されます。コンピューターテクノロジーと通信網の進歩により、こうした制度の実現はすでに技術的には可能な時代となっており、マイナンバー制度も活用して医療機関が医療情報を共有することも考えられます。しかし共謀罪を作るようなまったく信用できない為政者のもとでは夢の話なのかもしれませんが。

84　第Ⅰ部　放射線の光の世界を求めて

従来、成人病と呼ばれたがんや高血圧や糖尿病は、一括して生活習慣病と改名され、病気の原因は自己責任であり、したがって医療費は自己責任でまかなうべきであるという認識が、医療費抑制の基本的考え方となっています。そうである以上、自分の医療情報は自分で管理すべき時代なのです。

## おわりに

　科学も医学も加速度的に進歩しています。しかし、生物としての人間の有り様はそう変わるものではありません。美味しい物を食べ、生活を楽しみ、人を愛する慎ましやかな日常生活の生き様は21世紀も変わらないでしょう。そして"生きる"ことを楽しんだ後に、受動的で強制的で避けることのできない「死」を迎えます。「死」が不可避性のものであるならば、死が確実なときに無駄をしない合理的な精神がホスピスの原点となりました。同様に生きるための医療も経済効率も含めた視点が必要な時代となっています。

　人間を生物として考えた場合、21世紀に向けて医学は、個人レベルではカバーしきれない幅と奥行きで進歩しています。がんの治療も遺伝子操作によるテーラーメイドの治療となり、また遺伝子の組み替えによる生命の複製や制御も可能となっています。しかし、これはあくまでも技術的な問題です。本来、ヒトゲノム情報は「人類の共有財産」とすべきものであり、特許取得による個人や民間企業の営利追求の手段とすべきではないことは明らかです。解明された遺伝子情報をどのように人類のために使用するかは大きな問題であり、国際的な観点から生命倫理を考慮して早急に取り決めるべきです。

　1895年にX線を発見したレントゲン博士は、人類が有用性を共有すべきであるとして特許を申請しなかったと言われています。技術革新の進歩は速く、また加速度的ですが、問題はその使い方です。マンハッタン計画が原爆投下という形で人類に悲劇をもたらした教訓を忘れるべきではありません。自然科学の進歩により、人間の精神的活動や感情までもが、単に脳の電気化学的反応で説明されるようになってきました。進歩

した科学・医学・技術も人間性の視点を失わないバランスで確立する必要があります。

　従来までの科学認識（論）の歴史は、専門的各論研究と、総論としての哲学的・観念的科学思想（史）の研究でした。しかし今後は進歩した科学や技術をどのように社会正義や公平性を確保して国民や社会に還元していくかを問題とすべきであり、これは、「科学社会学」ないしは「科学行政学」とでも言うべき領域です。

　仏教が生み出された時代のインドの平均寿命は18歳でした。そのため、生切ることは苦であり、老いや病でさらに苦しみ、死を迎えます。こんな時代では、死んでも生まれ変わるという、死後の世界に希望をもたせる輪廻転生という考え方が生まれても当然です。しかし、人生80年の時代には、それなりの死生観があってもおかしくはありません。

　QOLを重視した医療は、医学の守備範囲のスケールを拡大して「生老病死」まで分析対象としたことを認識すべきであり、文化人類学や社会学や行政学や哲学や宗教までをも包括した全人的医療となっているのです。


初出：西尾正道『がん医療と放射線治療』第4章「がん医療と放射線治療の21世紀」、エム・イー振興協会、2000年4月。

# 第Ⅱ部
# 放射線の闇の世界を考える
## ―核汚染の時代を生きる

# 第1章 福島原発災害を考える

## はじめに

　2011年３月11日は日本の歴史上で忘れられない日付となりました。大地震とそれによる津波被害だけでも未曾有の災害ですが、福島第一原子力発電所の全電源喪失による事態により原発の「安全神話」は崩壊し、今なお震災復興や事故対策の目途が立たない状況が続いています。関係者は全力で対応していますが、情報開示不足や指揮の不手際や事故収拾に向けた不適切な対応もあり、今後の健康被害が憂慮されています。

　原発事故による放射性物質の飛散が続くなか、地域住民は通常のバックグランド以上の被ばくを余儀なくされた生活を送っています。事故の全容が明らかになり、放射性物質の飛散が長期的に続くとなれば、まったく別の対応が必要となります。４ヶ月を経過しましたが、放出された放射性物質の詳細な情報の非開示と、不適切な被ばく対応が続いている事態は世界から呆れられています。

　本稿では、原発事故を通して見えてきた「放射線」を取り巻く社会的対応や、医学教科書に掲載されている一般的な健康被害について報告します。そしてその教科書的内実の問題点についても言及します。

## 1　原発事故で判明した「放射線」に関する社会の無理解

　原爆被爆国であり本来は最も「放射線」に対して正しい知識を持っていなければならないはずの日本人の原発事故への対応は混迷し、感情的な風評被害ももたらされています。また、関係者の対応も不誠実で被災者軽視の姿勢はこの国の凋落を予測させるほどです。事実の隠蔽と会社存続に固執して画策する東京電力、文系技官が中心で正確な知識を持ち

88　第Ⅱ部　放射線の闇の世界を考える

合わせていない行政、指導力と緊張感を欠如した政府首脳、政争の具に利用しようとする政治家たち、今まで原発の安全神話を作り上げてきた御用学者や業界人、こうした原子力ムラと称される原子力推進派の人々の姿には呆れと失望の感想しかありません。

　この間、私は多くの報道機関から取材を受けましたが、社会部などの担当者の知識が乏しいため、3分で終わる電話取材でも30分はかかります。これでは詳細な情報や真実や問題点を国民に伝えることはできません。そして、本当の使命は真実を伝えることですが、真実であってもパニックとなりかねないことは決して報道しないジャーナリストや報道機関の姿勢もありました。しかし、深刻な原発事故の収束は、どんな犠牲を払っても実現しなければならず、数十年単位の長期戦の放射性物資との戦いが始まったのです。

## 2　放射線の基本的な事項

### ◇放射線被ばくの現状

　まず、放射線の基本的な事項について、筆者の著作[1]から要約して紹介します。

　人が受ける放射線は便宜上、自然放射線と人工放射線に大別できます。自然放射線とは宇宙線や大地などからの放射線であり、大地からの放射線は岩石や土壌に含まれるカリウム、ウランなどの自然放射性物質によるものです。このため自然放射線の量は地域によって異なり、日本は年間約1.5mSv、世界平均で年間約2.4mSv程度であると言われています。

　人工放射線とは人工的につくられた放射線の総称で、医療用X線、核実験で発生した核反応生成物（俗にいう死の灰）のフォールアウトからの放射線、原子力発電の際に生じる放射線、工業や農業の分野で使用されている放射線などがあります。一般公衆の被ばくは自然放射線が最も多いのですが、先進国ほど医療放射線による被ばくが多くなる傾向があります。

　特に日本は、放射線機器の普及・出来高払いの診療報酬制度などによ

第1章　福島原発災害を考える　89

図表1-1 放射線の人体への影響

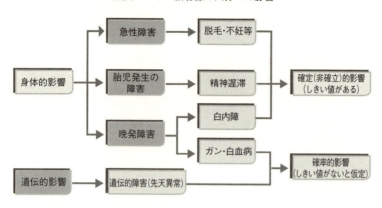

って、医療による被ばく線量は世界一で、10年以上前のデータで平均年間約2.3mSvであり、最近はさらに多くなっています。放射線の被ばくは、体外から被ばくする体外被ばくと、放射線を含んだ食べ物や空気の吸入による体内被ばくに分類され、被ばく線量はこれらの総和として考えられています。

◇**放射線の人体への影響**

放射線の影響は、身体的影響と遺伝的影響および確率的影響と確定的影響に大別されています（図表1-1）。身体的影響とは放射線を受けた個人に現われる影響であり、遺伝的影響とは放射線を受けた人の子孫に現われる影響です。なお、特殊な場合として、放射線を受けた胎児に影響が現われた場合は身体的影響となります。

高レベルの放射線被ばくによる身体的影響には、被ばく直後から生じる急性期の反応と、数ヶ月から数年後に発生する晩発性放射線反応があります。また身体的影響は、被ばく線量が同じでも、年齢や性別、個人などによって差があり、また胎児や成長期の子どもは大人に比べて影響は強くなります。

放射線の影響は、別の観点から、低レベルの被ばくでもある確率で発生する確率的影響と、ある量以上の放射線を被ばくしないと起こらない

図表1-2　累積白内障発生率の発生期間と被ばく線量の関係

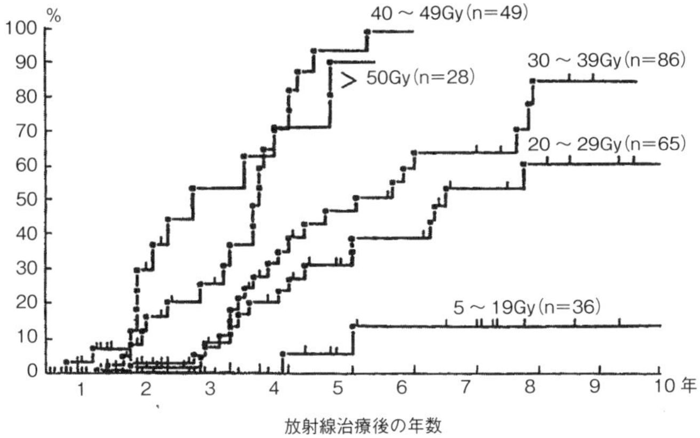

確定的影響（非確率的影響）に大別しています。確率的影響とは、その
発生が確率的なもので、少ない線量でも小さい確率ではあるが起こりう
る影響であり、その点では閾値（最小線量）はないとされています。

　遺伝的影響は、生殖器が放射線を受けた場合に、染色体異常や遺伝子
の突然変異が生じて、ある確率で発生するものです。放射線による発
がんや先天障害の発生などがこの例であり、線量が多くなればその発生
確率は増加します。しかし、この放射線による遺伝的影響は、妊娠中の
風疹感染や自然に起こる突然変異による異常と区別することが困難です。
この影響は社会全体として許容できる低い確率に抑えることが目的とな
ります。

　一方、確定的影響は、ある一定以上の放射線を被ばくした場合に全て
の人に生じる可能性のある影響であり、不妊などがこの例です。

　臨床的に観察できる障害や種々の検査法で検出できる障害が、放射線
を受けた集団の1～5％に出現する最小の線量を閾線量とされ、確定的
影響は閾値があるとされています。被ばく線量が増加するとその影響
（反応）の重篤度は高まります。この確定的影響の発生はゼロに抑える
ことが必要です。

　なお、確率的影響と確定的影響（非確率的影響）という区分は、放射

第1章　福島原発災害を考える　91

線の健康被害を分かりやすく理解してもらうために便宜的に区別しているにすぎないと私は考えています。図表1-2に示すのは白内障の発生に関する資料です。昔は副鼻腔の慢性感染症が多かったので、その関係で上顎洞がんの患者さんが多くいました。この上顎洞がんの治療においては、手術的な腫瘍の摘出後に放射線治療を追加しますが、どうしても多かれ少なかれ眼球にも放射線が照射されます。

この上顎洞がんの症例を当時多くの症例を扱っていた4施設（北海道がんセンター、東京医科歯科大学、愛知県がんセンター、大阪大学）の放射線科で治療した症例を分析したものです[2]。眼球の推定被ばく線量と白内障の発生状況を検討すると、確率的影響か非確率的影響かなどという区別はできず、線量依存性に発生することがわかります。線量が多ければ高率に早期に白内障は発生し、線量が少なくても長い経過観察により晩発性に白内障は発生しています。放射線の影響は厳密に区別できるものではないのです。

またほとんど語られない重要な点は、放射線の健康被害は、被ばく線量と発現時期がほぼ相関するということです。線量依存性に、線量が高ければ、発生確率が高くなるばかりでなく、より早く健康被害が発現します。線量が低ければ、遅れてより晩発性に発生すると考えられます。したがって、今回の福島原発事故による放射線誘発甲状腺がんの発生は、チャルノブイリ事故よりも放射性ヨウ素の取り込みが少なかったとしたら、より遅れて発がんが起こる可能性を考えておく必要があります。

## ◇影響を受けやすい臓器

生体への照射により、DNA上での放射線による電離作用と励起作用により、DNAの損傷が生じます。DNAの損傷はほとんどが修復されますが、修復されなかった場合に影響が出ます。人体が放射線を受けたときの影響は、放射線感受性に関するBergonie-Tribondeauの法則が当てはまります。放射線感受性は、①細胞分裂が盛んなもの、②増殖力・再生能力が旺盛なもの、③形態および機能の未分化なものほど高いというものです（図表1-3）。この①の原則からいえば、人体の中で最も感受

**図表1－3　放射線感受性に関する原則と臓器・組織の感受性**

放射線感受性に関するBergonie-Tribondeauの法則
・細胞分裂が盛んなもの
・増殖力・再生能力が旺盛なもの
・形態および機能の未分化なもの

臓器・組織の細胞再生系の区分（放射線感受性）

| 区分 | 臓器・組織 |
|---|---|
| 1　細胞再生系 | 造血臓器、生殖腺、小腸（消化管）、水晶体上皮、皮膚上皮（表皮）<br>（分裂が盛んな細胞、未分化な細胞・臓器） |
| 2　潜在的再生系 | 肝臓、腎臓、末梢（循環）血液中のリンパ球<br>（平時は静止状態だが、刺激により細胞分裂が活発化） |
| 3　非再生系 | 神経、脳、筋肉等の分裂しない細胞・臓器 |

注：末梢血液中のリンパ球は潜在的再生系としては、例外的に放射線感受性が高い。

性が高く影響を受ける臓器は骨髄や小腸（上皮細胞）や精巣などですが、それ以上に影響を受けるのは受精卵や胎児です。

　このため流産・死産・先天障害の発生につながるのですが、深刻すぎるので、隠蔽と過小評価に徹する姿勢となっています。

　しかし、実際に日本の厚生労働省人口動態統計の47都道府県の月別の出産に関わる統計データを使用した、ドイツ・日本の共同研究の結果が報告されています。それによると福島原発事故後に流産・乳児死亡率、周産期死亡率が増加していることをハーゲン・シェアプ氏らが報告しています。2001年から減少していた周産期死亡率（妊娠22週から生後1週までの死亡）に関する報告では、福島県とその近隣5県（岩手・宮城・福島・茨城・栃木・群馬）では2011年3月の事故から10ヶ月後より、急に15.6％増加しています。なお、この報告の詳細は医療問題研究会が和訳して掲載していますので参照して下さい（http://ebm-jp.com/2017/04/201704-pamphlet-shonika-gakkai/）。

　全身に一度に大量に被ばくした場合（急性被ばく）は致死的となり、15〜20Sv程度の大量被ばくでは、中枢神経系が侵されて痙攣を起こして数時間で死亡（中枢神経死）しますが、このような被ばくは原子力関係の事故以外では起こりえません。原爆投下時の米国の公式見解では、

第1章　福島原発災害を考える　93

7Svの全身被ばくは致死線量であり、4～5Svは半致死量線量とされています。細胞分裂の盛んな腸粘膜上皮が数時間で侵され、重症の嘔吐や下痢症状を呈し、脱水と体液バランスや電解質バランスを崩して1～3週間で死亡します（腸管死）。

さらに腸管死を免れた場合でも、3～5Sv以上では1～3ヶ月後に骨髄が造血機能を失い、命取りになります（骨髄死）。骨髄中の幹細胞は分化して、赤血球や白血球や血小板となり末梢血に供給されますが、未熟な感受性の高い幹細胞が侵され、血球成分や免疫機能の低下が生じるため、対症療法として抗原性の少ない臍帯血の輸血や骨髄移植が必要となります。

これらの危険な状態を切り抜けたとしても、数ヶ月後には放射線肺線維症や腎硬化症、肝不全などの問題も生じます。以上のような放射線被ばくの影響は、基本的には急性の大量全身被ばくの場合であり、事故のような事態以外ではあまり問題とはなりません。

今回の原発事故による被ばくで問題となるのは、致死的な影響ではなく、少量の放射線を長期間にわたって受ける場合（慢性被ばく）の影響です。しかし、細胞や組織には放射線による損傷を修復する能力があるため急性被ばくと比較して影響は少なく、その影響は臓器や線量によって異なりますが、晩発性の健康被害につながる可能性があります。

## ◇被ばく線量の評価法

図表1－4に放射線に関する新旧の単位の定義を示します。現在はBq（ベクレル）、Gy（グレイ）、Sv（シーベルト）などの単位が使われています。しかし、注意すべきことは単位が健康被害の実態を反映できるかどうかです。

Bqは放射線の測定で得られる「物理量」であり、信頼できます。この物理量をGyという「定義量」に換算しますが、この定義が適切かどうかは別問題です。この定義量を、放射線の種類（線質）やエネルギーによって生体への影響度が異なるため、それを補正するために放射線荷重係数（図表1－5）を決めて、吸収線量と放射線荷重係数の積を等価

94　第Ⅱ部　放射線の闇の世界を考える

図表1-4　放射線に関する新旧の単位と概念

| 単位 | 概念（意味） | 定義 | 旧単位 | 新旧単位の換算 |
|---|---|---|---|---|
| Bq（ベクレル） | 放射性物質の量 | 1秒当たりの崩壊数 | Ci（キュリー） | 1Ci＝37GBq<br>1mCi＝37MBq |
| Gy（グレイ） | 吸収線量 | 1Kg当たりのエネルギー吸収（1Gy＝1ジュール/Kg） | rad（ラド） | 1Gy＝100rad |
| Sv（シーベルト） | 等価線量 | 吸収線量 × 放射線荷重係数<br>臓器の影響を評価する単位 | rem（レム） | 1Sv＝100rem |
| Sv（シーベルト） | 実効線量 | 等価線量 × 組織荷重係数<br>人体全体の影響を評価する単位 | rem（レム） | 1Sv＝100rem |

注：R（レントゲン）とは、空間の照射線量で、1kg当たりの空気中の原子がイオン化される量。
（1R＝$2.58 \times 10^{-4}$クーロン/kg）

図表1-5　放射線荷重係数（ICRP2007）

| 放射線の種類 | エネルギー範囲 | 放射線荷重係数 |
|---|---|---|
| 光子（γ線、X線） | 全エネルギー | 1 |
| 電子（β線） | 全エネルギー | 1 |
| 中性子 | E＜10keV | 5（連続関数） |
| | 10keV＜E＜100keV | 10 |
| | 100keV＜E＜2MeV | 20 |
| | 2MeV＜E＜20MeV | 10 |
| | 20MeV＜E | 5 |
| 陽子（荷電パイオン） | E＞2MeV（Eに無関係） | 5（2） |
| α粒子、核分裂片、重い原子核 | | 20 |

線量と称し、各臓器や組織の被ばく線量の表現に用います。単位はSvです。

　さらに各組織の放射線感受性を考慮して仮想の組織荷重係数を用いて全身の影響を考える手法をとっています。放射線に対する感受性は臓器によって異なるため、同じ等価線量であっても放射線の影響度が異なります。そこで、臓器や組織の放射線感受性の違いを晩発性に生じる発が

図表1-6　組織荷重係数　ICRP1990年（ICRP2007年）

| 組織・臓器 | 組織荷重係数 |
|---|---|
| 生殖腺 | 0.20 (0.08) |
| 骨髄（赤色） | 0.12 (0.12) |
| 結腸 | 0.12 (0.12) |
| 肺 | 0.12 (0.12) |
| 胃 | 0.12 (0.12) |
| 膀胱 | 0.05 (0.04) |
| 乳房 | 0.05 (0.12) |
| 肝臓 | 0.05 (0.04) |
| 食道 | 0.05 (0.04) |
| 甲状腺 | 0.05 (0.04) |
| 皮膚 | 0.01 (0.01) |
| 骨表面 | 0.01 (0.01) |
| | 0.05 (0.12) |
| 残りの組織・臓器 | （脳0.01） |
| | （唾液腺0.01） |

んのリスクを考慮して組織荷重係数を決めて補正し、加算性をもたせて実効線量として全身の影響度を評価する手法をとっているのです。

　その結果、全身に均一な被ばくであっても、身体の一部を被ばくするような不均一な被ばくであっても、適切かどうかは別にして、加算したり、比較したりできます。組織荷重係数を図表1-6に示します。したがって、放射線を受けた全ての組織・臓器の等価線量にたった4つの組織荷重係数を乗じた線量の総和が全身の影響を評価する被ばく線量であり、「実効線量」と言い、単位は等価線量と同じSvです。

　放射線に関する単位とその概念を図表1-7にまとめましたが、物理量と定義量と仮想量が混在しているのです。

　しかも、組織荷重係数はICRPが決めたまったく実証性はない4つの係数です。また、被ばくしている部位や範囲の空間的線量分布をまったく無視して全身化換算する手法そのものが問題であり、健康被害の分析をわかりにくくしている原因となっていると私は考えています。このた

96　第Ⅱ部　放射線の闇の世界を考える

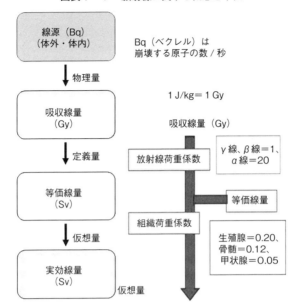

図表1－7　放射線に関する概念と単位

めSvとは厳密に個人レベルの人体影響の程度を評価できるものでなく、標準的な成人の被ばくを考える場合の大雑把な目安にすぎないのです。

人工放射線の被ばくに関しては、放射線防護上、①公衆被ばく、②職業被ばく、③医療被ばくの3つに区別され、一定の被ばく線量の限度（俗にいう許容線量）を設けています。この線量限度は、自然放射線と医療行為により受ける被ばくを除外しています。

その理由は、自然放射線は地域的な差もあり、人為的に制限できないからです。また医療行為による被ばくは、目的が診断や治療でその個人にとって医学的利益が大きく、一般的な制限値を決めることができないため、特に限度は定められていません。

病院や原子力発電所などで働く人の職業被ばくと、一般公衆の被ばくに関しては、ICRP勧告に準じて国内でも放射線障害防止法で図表1－8のように決められており、職業被ばくは5年間で100mSv（年間最大50mSv）、一般公衆で年1mSvです。

図表1-8　現在の職業被ばくと公衆被ばくの被ばく線量の規制値

| | 職業被ばく | 公衆被ばく |
|---|---|---|
| 実効線量（確率的影響を防ぐ） | 5年間の平均線量が1年当たり20mSv（任意の1年の線量は50mSv以下） | 1年に1mSv（特殊な状況では5mSv/5年の範囲でこれよりも高い線量も可） |
| 等価線量（確定的影響を防ぐ）<br>　眼の水晶体<br>　皮膚<br>　手先・足先 | 150mSv/年<br>500mSv/年<br>500mSv/年 | 15mSv/年<br>50mSv/年<br>－ |

注：ICRPからの勧告値（1990年）。

# 3　被ばくへの対応の問題

## ◇原発作業員の場合

　事故発生後、早々と作業員の緊急時被ばく線量の年間限度値を100mSvから250mSvに引き上げましたが、この姿勢はご都合主義そのものです。250mSvは遺伝的影響は別として、臨床症状は呈しないといわれる線量で、「ただちに健康被害は出ない」上限値です。しかし、作業員の健康被害を考慮すれば、やはり法律を順守した対応が求められます。そのための法律なのです。

　また、作業員への衣食住の環境は極めて劣悪であり、人間扱いとは思えません。誰が被ばく管理や健康管理を担当して指揮しているのか、そのデタラメさは目に余ります。自衛隊ヘリによる最初の注水活動「バケツ作戦」では、被ばくを避けるために遮蔽板をつけ、飛行しながら散水しました。遮蔽板を付けるくらいならばその分、水を運んだほうがましであり、最適な位置に留まって注水すべきでした。この論理でいえば、われわれは宇宙から注ぐ放射線を避けるために頭には鉛のヘルメットをかぶり、地面からのラドンガスを避けるために靴底にも遮蔽板を付けて、常に動きながら生活することとなります。医療で部位を定めて照射する直接線（束）からの防護と、空間に飛散した散乱線からの防護の違いを理解していない証拠です。必死の覚悟で作業している自衛隊員や消防隊員が気の毒でした。

98　第Ⅱ部　放射線の闇の世界を考える

また、白い独特の服装を防護服と称して着用させて、除染もしないで着のみ着のままで就寝させている光景は異常です。安全神話の一つとして、ヨード剤を放射線防護剤と称して、あたかも放射線を防護できるような言葉を使用してきましたが、防護服も同様な意味で名称詐欺です。防護服で$\alpha$線はブロックできますが、着用しても塵状・ガス状の放射性物質が直接皮膚に接触しないだけであり、防護しているわけではありません。防護服を着たまま寝るよりは、通常の衣服を厚めに着て皮膚面を覆うことが重要であり、毎日新しいものに着替えたほうがよほど被ばく線量は少なくなります。放射線防護の基本的なイロハも理解していない対応です。

　また、放射性物質が飛散した環境において最も重要なのは内部被ばくであり、ホールボディカウンタで把握し加算すべきです。しかし、ホールボディカウンタは$\gamma$線の把握だけですので、尿などを採取して$\gamma$線以外の線質も含んだ詳細な内部被ばくの測定も行なうべきでしたが、まったく考慮されませんでした。原発周辺の作業区域は中性子線もあり、Pu（プルトニウム）からの$\alpha$線もSr（ストロンチウム）からの$\beta$線も出ています。

　線質の違いによって測定する計測器や測定方法が異なるため、煩雑で手間暇がかかるとしても、内部被ばくの把握は最も重要なことです。インターネット上の作業員の証言では、通常よりは2桁内部被ばく線量も多くなっているようです。現に250mSv以上浴びた東電作業員の線量は、30代社員678mSv（外部被ばく：88mSv、内部被ばく：590mSv）、40代社員643mSv（外部被ばく：103mSv、内部被ばく：540mSv）、20代社員335mSv（外部被ばく：35mSv、内部被ばく：300mSv）でした。

　5月24日には1〜3号機の全てで原発がメルトダウン（炉心溶融）の状態であることが発表されましたが、$\gamma$線のエネルギーを調べればCo-60（コバルト60）も放出されていたはずです。

　ウランの崩壊系列からは出ないCo-60は、燃料ペレットの被覆管の金属からの放出であり、メルトダウンしていることは想像できたことです。しかし、メルトダウン、メルトスルーが発表されたのは2ヶ月後であり、

パニックを避けるために真実が隠蔽されたことは明らかです。

　今後は膨大なマンパワーで作業員の被ばくを分散して収拾するしかありません。そのためには多くの作業員を雇用して、原発建屋や配管などの詳細な設計図面や作業内容と工程を熟知させて作業に当たる必要があります。しかし、その準備の気配もありません。5000人前後の人たちが原発の収拾に携わっているようですが、作業員の線量限度を守るとすれば、100倍、1000倍の作業員が必要となる可能性があります。不謹慎でありますが、低迷する日本経済のなかで、皮肉にも被ばくを代償とした超大型雇用対策となったと言えるかも知れません。

　3号機はMOX燃料であり、$\gamma$線の20倍も強い毒性を持つ$\alpha$線を出す半減期2万4000年のPu-239（プルトニウム－239）も出ている作業環境です。$\gamma$線の測定だけでは作業員の健康被害は拡大する心配があります。揮発性の高い核種であるCs（セシウム）やI（ヨウ素）は遠くまで飛散しますが、事故現場周辺はU-235（ウラン-235）やU-238（ウラン-238）、Puも飛散しています。

　6月4日の報道では、1号機周囲で1時間当たり4000mSvが測定されており、人間が近づける場所ではなくなっています。

　また、放射性医薬品を扱っている日本メジフィジックス社は、事故直後にラディオガルダーゼ（一般名はヘキサシアノ鉄（Ⅱ）酸鉄（Ⅲ）水和物）を緊急輸入し提供しようとしましたが、政府から止められました。

　この経口薬はCs-137（セシウム－137）の腸管からの吸収・再吸収を阻害し、糞中排泄を促進することにより体内汚染を軽減する薬剤です。作業員にはヨウ素剤とともにラディオガルダーゼの投与を行なうべきでしたし、現在でも作業員への投与は考慮すべきです。このままでは、いつもながらの死亡者が出なければ問題としない墓石行政、墓石対応となります。

### ◇地域住民の場合
　地震と津波の翌日に、水素爆発で飛散した放射線物質は風向きや地形の違いにより、距離だけでは予測できない形で周辺地域を汚染しました。

研究開発に240億円を投資したとされるSPEEDIの情報は封印され、活用されることなく3月12日以降の数日間で大量の被ばく者を出しました。SPEEDIの情報はヨウ素の核種だけが23日に公開されましたが、時すでに遅しです。公開できないほどの高濃度の放射線物質が飛散したことにより、パニックを恐れて公開しなかったとしか考えられません。

　静岡県の茶葉まで基準値以上の汚染が報告されているとしたら、半減期8日のヨウ素からの放射能が減ってから23日に公開したものと推測できます。いまだにCsに関するSPEEDIの情報は未公開ですが、このデータを活用すれば、静岡県の茶葉の汚染も予測できたはずです。

　郡山市の医院では、未使用のX線フィルムが点状に感光しましたが、大量の放射性微粒子がフィルム面に付着したためと思われます。

　菅首相の不信任政局のさなか、原口前総務大臣はモニタリングポストの数値が公表値より3桁多かったと発言していますが、事実とすれば国家的な犯罪です。情報が隠蔽されれば、政府外の有識者からの適切な助言は期待できず、対応はミスリードされます。「がんばろう、日本！」と100万回叫ぶより、真実を一度話すことが重要なのです。国民が最も被ばくした3月23日以前の12日間のデータを公開すべきです。

　後に政府・東電は高濃度放射能汚染の事実を一部隠蔽していたことを認めましたが、X線フィルムが感光するくらいですから、公表値以上の高い線量だったことは確かです。まったく不誠実な対応ですが、その後も不十分な情報開示の状態が続いています。そして、現在も炉心溶融した3基の原子炉から少なくなったとはいえ放射性物質の飛散は続いていますが、収束の兆しはまったく見えてきません。

　日本の法律上では一般公衆の線量限度は、年間1mSvですが、政府は国際放射線防護委員会（ICRP）の基準をもとに警戒区域や計画的避難区域を設けています。校庭の活動制限の基準を1時間当たり3.8μSvとし、校庭の空気中の放射線量が毎時3.8μSvを超えたら屋外活動を1時間に制限することにしました。

　住民には屋外で8時間、屋内で16時間の生活パターンを考えて、「年間20mSv」としました。年間20mSvの場合、1時間当たり2.283μSv

第1章　福島原発災害を考える　101

（年間8760時間）となりますが、計算根拠は屋内で16時間（40％の1時間当たり1.52μSv）、屋外で8時間（1時間当たり3.8μSv）と仮定し、（1.52×16×365＝8.876）＋（3.8×8×365＝11.096）＝19.97mSvの計算です。

　放射線管理区域の境界は、3ヶ月当たり1.3mSvの規制となっていますが、これは1時間当たり0.6μSvとなります。2.28μSv（年間20mSv）は管理区域境界の3.8倍です。放射線管理区域内では労働基準法において、18歳未満の作業禁止や、医療法では飲食の禁止が定められています。管理区域境界の4倍近い空間線量率の地域で子どもも妊婦も住居し、飲食もしており、法律違反の状態なのです。

　文部科学省が基準としたICRP Publication109（2007）勧告では、「緊急時被ばく状況」では年間20〜100mSvを勧告し、またICRP Publication111（2008）勧告では、「緊急時被ばく状況」後の復興途上の「現存被ばく状況」では年間1〜20mSv（できるだけ低く）に設定することを勧告しています。

　政府は移住を回避するために、復興期の最高値20mSvを採用したのです。しかし、原発事故の収拾の目途が立っていない状況で住民に年間20mSvを強いるのは人命軽視の対応です。政府をはじめ有識者の一部は100mSv以下の低線量被ばくでは発がんのデータはないとして、この基準の妥当性を主張しています。

　一方、市民からは「高すぎる」との批判が相次ぎました。私も、放射線の影響を受けやすい幼児や成長期の小児や妊婦にまで一律に「年間20mSv」の外部被ばく線量を当てはめるのは危険であり、高いと考えています。最近では、100mSv以下でも発がんリスクがあるとのデータが報告されています。広島・長崎の原爆被爆者に関するPrestonらの包括的な報告では低線量レベル（100mSv以下）でもがんが発生していると報告されています[3]。

　報告では、白血病を含めて全てのがんの放射線起因性は認めざるをえないとし、被爆者の認定基準の改訂にも言及しています。また、15ヶ国の原子力施設労働者40万人以上（個人の被ばく累積線量の平均

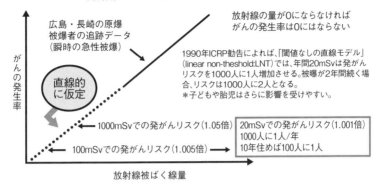

図表1-9　LNT仮説による過剰発がんのリスク

注：1990年ICRP勧告からの計算。

19.4mSv）の追跡調査でも、がん死した人の1～2％は放射線が原因と報告しています[4]。

　こうした報告もあり、1970年に設置された米国科学アカデミーの、BEIR（Biological Effects of Ionizing Radiation、「電離放射線の生物影響に関する委員会」）では、BEIR-Ⅶ（電離放射線の生物学的影響に関する第7報告、2008）において、5年間で100mSvの低線量被ばくでも約1％の人が放射線に起因するがんになるとし、「閾値なしの直線モデル」（linear non-threshold：LNT仮説）は妥当であり、発がんリスクについて「放射線に安全な量はない」と結論づけ、低線量被ばくに関する現状の国際的なコンセンサスとなっているのです。

　世界的に採用されているICRP1990年勧告による発がんのリスクに関する「閾値なしの直線モデル」（linear non-threshold：LNT仮説）による概念を図表1-9に示します。これは広島・長崎のデータから確率的影響は閾値がないと考え、直線的に線量と発がん確率を予測したものです。1990年ICRP報告では、1万人が1Sv被ばくした場合は500人の過剰発がんがあるとされていることから、20mSvでは年間1000人に1人となります。同じ集団が10年間住めば、10年で100人に1人の過剰発がんのリスク確率です。しかし私は、「年間20mSv」という数値以上に、内部

第1章　福島原発災害を考える　103

被ばくがまったく考慮されていないことが最大の問題であると考えています。

# 4　内部被ばくの問題

## ◇内部被ばくを無視した線量比較

　人工放射線による健康被害の歴史は、1945年の広島・長崎の原爆投下から始まりました。この結果の分析から、米国は全身被ばくの急性放射線障害による致死線量は7Sv、半数致死線量を4Sv、死亡率ゼロの「しきい値」線量を1Svとし、米国防総省・原子力委員会の公的見解としています。しかし、実際に白血病や悪性リンパ腫などの血液がんの治療過程において、（同種）骨髄移植の前処置として全身照射が行なわれていますが、その線量は12Gy/6分割/3日であり、がん治療で行なわれるこの全身照射12Gy（Sv）では死亡しません。

　こうした事実から、単なる一過性の外部被ばく（照射）と、放射性物質からの被ばくでは影響は異なると考えられ、内部被ばくの問題を無視することはできません。$\alpha$線や$\beta$線は粒子線であり、飛程はごく短いものの身体に取り込まれて放射線を出し続けます。人体に取り込まれた放射性物質からの内部被ばくでは、核種により生物学的半減期は異なりますが、長期にわたる継続的・連続的な被ばくとなり、人体への影響はより強くなります。このため、被ばく時当初の放射線量（initial dose）は同じでも、人体への影響は異なると考えるべきなのです。

　したがって、パニックを避けるためにCT撮影では6.9mSvであるなどと比較して語るのは、厳密に言えば適切な比較ではありません。少なくともCTを撮影している部位の等価線量で被ばく線量を評価すべきです。被ばくするのは撮影部位だけの局所被ばくであり、当該部位以外の被ばくは微量で透過力の低い散乱線だからです。また、画像診断や放射線治療は患者に利益をもたらすものであり、原発事故による不当な被ばくとは意味が違います。さらにこうしたCT撮影時のX線は人体を一瞬通過するだけです。

104　第Ⅱ部　放射線の闇の世界を考える

しかし、質量を持つ粒子線は、透過力は低い反面、周囲の細胞に連続的に放射線を出し続けるため、残留した粒子線周囲の細胞にはより影響を与えます。放射性物質からの内部被ばくは外部被ばくとは異なるものであり、線量を比較すること自体が間違いなのです。

　しかし、その違いの研究は少なく不明なため、線量が同じであれば、影響も同じであるという前提で考える取り決めとなっています。

　臨床では多発性骨転移の治療としてβ線核種のSr-89（メタストロン注）が使用されていますが、1バイアル容量141MBqを健康成人男子に投与した場合の実効線量は437mSvであり、最終的な累積吸収線量は23Gy～30Gy（Sv）に相当します。投与時の線量が同じであっても、一過性に放射線を浴びる外部被ばくと、放射線物質が体表面に付着したり、呼吸や食物から吸収されて体内で放射線を出し続ける内部被ばくの影響を同等と考えるべきではありません。

　現在の20mSv問題は、より人体影響の強い内部被ばくを考慮しないで論じられており、飛散した放射性物質の呼吸系への取り込みや、食物による内部被ばくはまったく考慮されていません。通常の場合は、内部被ばくは全被ばく量の1％と言われていますが、内部被ばくの線量を過小評価した計算法では健康被害の真実は見えないのです。現在の被ばく環境は、放射性微粒子が大気中に浮遊していると考えられ、内部被ばくの比率は高く、人体への影響は数倍～数万倍あると考えるべきです。早急にホールボディカウンタや、尿などの排泄物や毛髪などによるバイオアッセイによる内部被ばく線量の把握を行ない、空間線量率で予測される外部被ばく線量とは別個に考慮して総被ばく線量を把握すべきです。

　事故当初においては、全員の測定は無理なので、ランダムに抽出して平均的な内部被ばく線量を把握しておけば、その地域に住む人々の平均的な被ばく線量を把握できたのですが、政府の無策によりそのチャンスは失われてしまいました。『緊急時被ばく医療マニュアル』に書かれている最低限のことも守られなかったのです。

第1章　福島原発災害を考える　105

## ◇内部被ばくをなぜ過小評価するのか

　内部被ばくとは、放射性物質が吸入・食事・創傷等より体内に入り、放射性物質が残留する期間継続するタイプの被ばくです。実際には核種ごとに物理的半減期と生物的半減期を組み合わせて実効半減期が計算されますが、放射性物質の内部被ばくの線量評価においては、預託実効線量が用いられます。放射性物質の摂取後に、体内に残留している放射性物質から個々の組織または臓器が受ける等価線量率を時間積分した線量であり、積分時間は成人では50年、子どもでは70年として計算しています。

　預託実効線量は、臓器または組織の預託等価線量とその臓器または組織の組織荷重係数との積の全身の総和であるため、実際に局所的な影響でも臓器や組織全体で平均化するため、線量の数値は極めて低い数値となります。この計算上の問題が内部被ばくが過小評価される最大の原因ともなっています。

　放射性物質のなかでも、特に毒性の強い$\alpha$線を出すプルトニウムの粒子はホットーパーティクル（hot particle）と呼ばれ、肺の中に入り発がんの原因となるとされています。今回の事故後、米国西海岸ではこのプルトニウムの微粒子がエアフィルターで検出されていますが、日本ではこの情報はほとんど報道されていません。同様にハワイではウラン238、アラスカではウラン234が高濃度に検出されています。

　東電は、爆発当初からプルトニウムが放出されていることを知っていながら、事故を過小評価させるために、プルトニウムの測定を意図的にやってこなかったともいえます。放射性核種のなかでもプルトニウムは質量が大きいことから遠くに飛ばないといわれていますが、実際には微粉末となって空中に拡散したのです。また3号機は水素爆発ではなく核爆発そのものなのですが、水素爆発と報じられました。

　臨床現場では内部被ばくによるがん治療が行なわれていますが、その代表的な治療の一つに放射性ヨウ素（I-131）を使った治療があります。甲状腺機能亢進症に対しては185〜370MBq、甲状腺がんに対しては3700〜7200MBqの投与が行なわれています。また最近は多発性骨転移

106　第Ⅱ部　放射線の闇の世界を考える

の疼痛緩和治療として、Sr-89（メタストロン注）が1kg当たり2MBqの投与量で使用されています。この内用療法は内部被ばくによる効果です。また従来から、Au-198粒子線源の組織内への永久刺入が行なわれていますし、前立腺がんに対してはI-125粒子状線源を永久刺入する組織内照射が行なわれています。術者が用手的に使用する少ない放射能を持った線源でも体内に残留することによりがん病巣を根治するだけの効果があるのですから、投与時の線量が少なくても内部被ばくはかなり影響があると考えるべきなのです。

　1946年に設立されたNCRP（米国放射線防護委員会）は、第1委員会（外部放射線被ばくに関する委員会）と第2委員会（内部放射線被ばくに関する委員会）を作っており、その業務は1950年に設立されたICRP（国際放射線防護委員会）に引き継がれました。しかし、ICRPは1952年に内部放射線被ばくに関する第2委員会の審議を打ち切りました。内部被ばくに関して不都合な報告書が出れば核兵器開発には困るからです。ICRP設立当初の内部被ばく線量委員会の委員長カール・Z・モーガンは「すべての放射性核種の最大許容濃度を決定した。ICRPは原子力産業界の支配から自由ではない。原発事業を保持することを重要な目的とし、本来の崇高な立場を失いつつある」と述べています。

　内部被ばくを不問にしなければ、核兵器開発などが不可能となることを危惧したためと考えられます。核兵器開発、原子力発電と原発事故 、大気中核実験、原子力施設の老朽化・廃炉の作業、放射性廃棄物の処分などで発生する残留汚染を低レベルに抑えるのにかさむ費用を抑え、原子力政策に関わる作業員の健康被害を問題としないために内部被ばくの問題は捨てられたのです。

　以前より、広島原爆の被災者でもある肥田舜太郎氏は内部被ばくの問題を告発してきましたが、それは以下のエピソードを原点としています[5]。

　「彼女は、1944年に結婚、45年7月初め松江の実家で出産。8月7日、大本営発表で広島が壊滅したと聞いた彼女は、広島県庁に勤めていた夫を探して、8月13日から20日まで毎日広島の焼け跡を歩きま

わる。原爆炸裂時たまたま地下室にいたため脚を骨折したが、一命を
とりとめた夫と救護所で再会。当初元気だった彼女は、救護所で重症
患者の治療や介護を手伝っている内、熱が出、紫斑が現れ、鼻血が止
まらなくなり、日に日に衰え、9月8日、抜けた黒髪を吐血で染めて、
ついに帰らぬ人となる。『1週間後に入市したが明らかに原爆症と思
える症状で死亡した松江の夫人は、内部被ばく問題への私の執念の原
点ともなった』。原爆の直撃を受けたが生き延びた夫。原爆の直撃は
受けず1週後入市、8日間毎日焼け跡を歩き、急性原爆症を発症、1
ヶ月足らずで死亡した妻。二人の生死を分けたものは何か。……」

　低線量の放射線でも細胞に長期間当てると大きな障害が起こることは
「ペトカワ効果」として有名ですが、最近の研究では低線量内部被ばく
の影響も明らかにされつつあります。主なものは、①バイスタンダー効
果（放射線を照射された細胞の隣の細胞もまた損傷されることがある）、
②ゲノムの不安定性（細胞およびその子孫内の継続的、長期的突然変異
の増加）、③ミニサテライト突然変異（遺伝で受け継いだ生殖細胞系の
DNAが変化する）などです。

# 5　主な国際機関の動向（ICRPとECRR）

　放射線影響の安全評価を行なっている代表的な国際機関としては、
ICRP（国際放射線防護委員会）とIAEA（国際原子力機関）があります。
その報告や勧告をもとに原子力政策を推進する立場の人たちは対応して
います。また、チェルノブイリ事故で被害を受けたヨーロッパの科学
者たちが1997年にECRR（欧州放射線リスク委員会）を立ち上げました。
ECRRは、チェルノブイリ事故による周辺地域での種々の疾患の多発や、
セラフィールド核施設・再処理工場周辺における小児白血病の多発など
の事例から、現行の国際的権威（ICRP、UNSCEAR、BEIR）が採用し
ているリスク・モデルを再検討しようとするグループです。ECRRの主
な姿勢は次の点にあります。

108　第Ⅱ部　放射線の闇の世界を考える

①　低線量内部被ばく型の「被ばくと疾患の関連」を示す疫学データをリスク評価の基礎にしていること。

②　従来考慮されてこなかった新しい人工同位体（プルトニウムなどのホットパーティクル）や被ばく形態（フォールアウトなど）も考慮したこと。

③　ICRPモデルに新たな荷重係数（生物物理学的損傷係数、内部同位体生化学的損傷係数）を導入して、実効線量を再計算すること。

④　ヒット理論（細胞内のDNAの損傷が発がんをもたらす）という単純なもの以外に、最新の遺伝学やがん研究の知見を導入していることなど。

　こうした考え方により、ICRP理論に対する主な批判は、①「内部被ばくの無視」、②「被ばくした線量を組織全体に均一化させて扱う被ばくの平均化モデル」であり、低線量による大幅な健康被害を予測していることです。ECRRが見積もる放射線のリスクはICRPの500倍から1000倍となるとしています。ECRRの委員長であるクリス・バスビーはECRRの手法で予測した福島原発事故による今後50年間の過剰がん患者数を予測しています。それによると原発から100kmの地域（約330万人在住）で約20万人（半数は10年以内に発病）、原発から100km〜200kmの地域（約780万人在住）で約22万人と予測し、2061年までに福島 200km 圏内汚染地域で41万7000人のがん発症を予測しています。ちなみにICRPでは50年間での過剰がん発症は6158人です。図表１−10に立場と分析モデルの異なるICRPとECRRの違いを要約して示します。

　震災前の３月５日に行なわれた米国原子力委員会で働いたことのあるJanette Sherman医師へのインタビュー[6]では、1986年４月のチェルノブイリ事故後の衝撃的な健康被害が語られています。彼女が編集してニューヨーク科学アカデミーから刊行された『Chernobyl :Consequences of the catastrophe for people and the environment』によると、医学的なデータを根拠に1986〜2004年の調査期間に、98.5万人が死亡し、さらに奇形や知的障害が多発しているということです。

　また、ヨウ素のみならずセシウムやストロンチウムなどにより、心筋、

**図表1−10　ICRPとECRRの違い**

**ICRP&IAEAの立場（原子力推進派）**
・原子炉の保守・点検・修理・燃料棒の交換
・大気中核実験
・放射性廃棄物処分の費用、原子力施設の老朽化・廃炉
・兵器製造工場の廃止措置
・残留汚染を低レベルに抑えるのに費用がかさむ　出費を減らすために、しきい値があると主張
} 急性被ばくモデル　外部被ばくのみ

50年間の予測
過剰発がん者
→（ICRP）6158人
→（ECRR）42万人

**ECRRの立場**
・核施設周辺地域の白血病発生（セラフィールド）
・チェルノブイリの子どもたち
・核実験放射性降下物によるがん（ビキニ環礁）
・「劣化」ウランに被曝した湾岸戦争帰還兵
・イラクの子どもたち
・「トロトラスト＝トリウム」による肝がん
} 慢性被ばくも考慮　内部被ばくも考慮　臓器平均化への批判

骨、免疫機能、知的発育に障害が起こっており、4000人の死亡と報告しているIAEAは真実を語っていない、と批判しています。これは、①正確な線量の隠蔽、②低線量でも影響が大きいこと、③内部被ばくを計算していないこと、といった原因が考えられます。

　この大きな健康被害の違いについても、私は内部被ばくの軽視が最大の原因だと考えています。また、低線量でも被害が大きいことが隠蔽されている可能性も否定できません。ちなみに米国は、福島原発事故の翌日に米国人に対し80km圏内からの退避命令を出しており、低線量被ばくの被害の真実の姿を握っていて対応した可能性もあります。

　イラク戦争で米軍は劣化ウラン弾（U-238）を使用しましたが、その影響はイラク南部のバスラにおける先天障害の発生率にも示されており（図表1−11）[7]、内部被ばくの深刻さが示されています。米国はバスラへの米軍の立ち入りを禁止しましたが、住民はたまったものではありません。半減期45億年のウランを兵器として使用し、土地を汚染したことは地球に対する犯罪です。

# 6　事故後の医学的対応の反省

　放射線の健康被害の分析は、医学的なデータにより行なわれる必要が

110　第Ⅱ部　放射線の闇の世界を考える

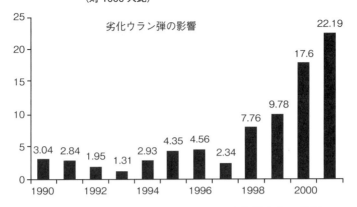

図表 1 −11　1990 年〜 2001 年のバスラにおける先天障害の発生率（対 1000 人比）

あります。外部被ばくに関しては、われわれ医療従事者が使用しているガラスバッジなどの個人線量計によって計測可能です。事故後、国立がん研究センターの嘉山孝正理事長は2万個を準備しましたが、厚生労働省の審議官に止められました。なんとも酷い対応であり、そのため外部被ばく線量の実測は行なわれませんでした。

現在、医療従事者の約44万人が個人線量計（ガラスバッジ）を使用しています。その測定業務を取り扱っている最大手の千代田テクノル社の報告[8]では、全職種約27万人の個人線量当量は、ここ10年以上大きな変動はなく、1人平均年間被ばく実効線量は0.2mSv程度です。そして年間1mSv以上の人は全体の約5％であり、検出限界未満（50μSv）の人は全体の80％以上です。図表1−12に職種別のガラスバッジによる平均年間実効線量を示します。医師でも約0.3mSvで、診療放射線技師が0.8mSv前後です。

事故後に、ガラスバッジの生産に数ヶ月要するとしたら、年間1mSv以下の23万人分の線量計を一時的に借用して、原発周辺の子どもや妊婦や妊娠可能な若い女性に配布すべきでした。移住させずにこのまま生活を継続させるのであれば、個人線量計を持たせて実側による健康管理が必要です。塵状・ガス状の放射性物質からの被ばく線量は気象条件・風向き・地形条件だけでなく、個々人の生活パターンにより大きく異な

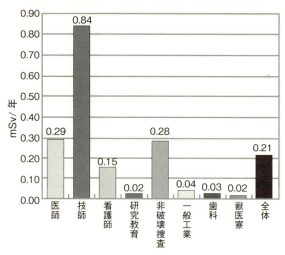

図表1-12 平成21年度の業種別平均年間実効線量

るからです。それは将来に向けた貴重な医学データの集積にもつながり、また発がんや先天性異常が生じて訴訟になった場合の基礎資料ともなります。しかし、ガラスバッジの値は医療現場での被ばく形態とは異なりますので、背側からの放射線はほとんどガラスバッジには当たらず、線量が高い場所でも実際の被ばく線量の約6割程度ですし、空間線量が低い場所では1割以下の数値になることに注意する必要があります。

　また、ランダム抽出によりできるだけ多くの人の内部被ばくの預託実効線量の測定も行ない、地域ごとの住民の集団予測線量も把握すべきでした。また、γ線に関する内部被ばくの測定については、ホールボディカウンタによる測定や、尿などの排泄物や髪毛などのバイオアッセイによる内部被ばく線量測定がまったく行なわれなかったのは前述したとおりであり、政府・行政・関係者の怠慢としか言いようのない無作為の犯罪です。

　事故直後のバイオアッセイ（生物検定）による内部被ばくの検査では粒子線も含んだ被ばく線量の測定が可能でしたが、今となってはセシウムのγ線の測定しかできません。私は北海道がんセンターで保有していた椅子型ホールボディカウンタで事故後に札幌に疎開してきた人たちの

測定を行なおうとしましたが、小児の測定ができず、ホールボディカウンタの小児用のソフト開発のために3ヶ月を要し、7月初旬よりホールボディカウンタによる測定を開始しました。そもそも1954年のビキニ環礁の水爆実験で第5福竜丸の乗組員をはじめとした多くの漁民が被ばくした事故をきっかけに開発されたホールボディカウンタは大人の内部被ばくの測定しかできなかったのです。事故後約3ヶ月経過していたため、福島県から札幌に来た人たちの半数程度しか検出できませんでした。放出された放射性物質の90%以上はヨウ素でしたが、半減期8日の短半減期核種であるため、3〜4ヶ月後ではヨウ素はすでに消失しています。また、物理的半減期30年のセシウム−137も、体内に摂取された場合の大人の生物学的半減期は100日前後であり、実効半減期は109日とされているので、半分以下となっています。子どもの場合の実効半減期はもっと短縮しますので、異常値としてγ線を検出できなくなっていても不思議ではありません。

　低線量被ばくの健康被害のデータは乏しく、定説と言い切れる結論はありませんが、「わからないから安全だ」ではなく、「わからないから危険だ」として対応すべきです。また、今後の健康被害の分析は実側データをもとに行なわれるべきですが、日本はそのチャンスを逃してしまったのです。

## 7　今後の対応について

　環境モニタリング値を住民がリアルタイムで知ることができるような掲示を行ない、自分で被ばく量の軽減に努力できる情報提供が必要です。なお、測定点はフォールアウトして地面を汚染しているセシウムからの放射線を考慮し、地上から30〜50㎝（子ども用）、1m（大人用）の高さで統一し、生殖器レベルでの空間線量率も把握すべきです。

　土壌汚染に関しては、文部科学省は校庭利用の線量基準を、毎時3.8μSvとしましたが、この値も早急に低減させる努力が必要です。そもそもこの値は、ガラスバッジを使用している放射線業務従事者の年間

平均被ばく量の約100倍、妊娠判明から出産までの期間の妊婦の限度値2mSvの10倍であり、見識のある数値とは言えないからです。学校の校庭の土壌の入れ替え作業も一つの対策ですが、24時間の生活における被ばく低減の効果には限界があります。

　1990年のICRP勧告が日本の法律に取り入れられたのは2001年であり、11年も世界の流れに遅れて対応した国なので、多少のデタラメさは承知していますが、法治国家の一国民として為政者の見識なき御都合主義には付き合ってはいられません。法治国家ではなく、"放痴"国家の状態です。

　私は空間線量率の高い地域では移住させるべきだと考えています。原発事故の収拾にまったく目途が立たない状態であり、長期化することは必至です。避難所暮らしも限界があります。このままでは年金受給者と生活保護者も増え、汚染された田畑や草原では農産物も作れず畜産業も成り立ちません。放射線の影響を受けやすい小児や子どもだけが疎開すればいいのではなく、住民の経済活動そのものが成り立たない可能性が高いのです。

　高汚染地域の土地は政府が買い上げて、汚染物やガレキの処分場とすべきです。また、放射性ストロンチウムの濃度は、日本では放射性セシウムの1割と想定しているため除外され、核種の種類に関する情報も欠如しています。ストロンチウム－89の半減期は50.5日ですが、ストロンチウム－90の半減期は28.7年です。成長期の子どもの骨に取り込まれ、深刻な骨の成長障害や発がんの原因ともなります。

　メンタルケアの問題も、余震が続き、毎日悪夢のような事態を思い出す土地で放射能の不安を抱えながら生活するよりは、新天地で生活するほうが精神衛生はよいはずです。移住を回避するという前提での理由づけはいくらでもできますが、健康被害を回避することを最優先にすべきです。5月26日の新聞では土壌汚染の程度はチェルノブイリ並みであると報じられましたが、半減期8日のヨウ素が多かったチェルノブイリ事故と異なり、半減期30年でエネルギーも高いセシウム－137が多い福島原発事故はより深刻と考えています。

114　第Ⅱ部　放射線の闇の世界を考える

政府は土地・家屋を買い上げ、まとまった補償金・支援金を支給して新天地での人生を支援すべきです。先祖代々住んでいた土地への執着も考慮して、住める環境になった時期には、優先的に買い上げた人たちに安価で返還するという条件を提示すれば、住民も納得するはずです。また、70～80歳を過ぎた老夫婦が多少の被ばくを受けても「終の棲家」として原発周辺で住むのも認めるべきです。老人の転居はむしろ身体的にも精神的にも健康を害するからです。お上のすべきことは、正確な情報を公開し、住民に選択権を与え、支援することです。

　今までの政府・東電の対応を見れば、よほどのお人好し以外の国民は「絵に描いた餅」の工程表など、誰も信用していません。将来、発がん者の多発や先天障害児が生まれたりして集団訴訟となる事態を回避するためにも、政府は多額の持ち出しを覚悟すべきです。長い眼で見れば健康で労働できる人を確保することが、国としての持ち出しは少なくなるのです。なお今後の復興計画の策定に当たっては、高齢社会の医療・介護の問題も考慮して、医療関係者も参画した地域再生計画が望まれます。

# 8　これを機に、ラディカルに考えよう

　今回の地震・津波・原発事故は、日本社会のあり方に問題を提起しました。医療の場面でも、ここ数年の医療崩壊とも言える事態は社会崩壊の一部であるという認識に立って対応する必要がありますが、そうした視点で議論され対策が取られというようにはなっていません。

　これまで原子力利用による電力確保は国策民営として勧められ、地域住民には多額の原発関連の交付金を与え懐柔してきました。北海道の泊原発の立地自治体に対しては、1989年から約1000億円の交付金が支払われています。日本は、こうした札束で人心を動かす手法で、54基の原発を持つ原発大国となりました。約30％の電力を原子力発電で賄い、今後50％までその比率を上げようとしていた矢先の事故により、原子力行政は根本から見直しを迫られています。

　そもそも原子力を含めたエネルギー政策が真剣に日本で議論されたこ

とはありません。政・官・業・学・メディアの原子力ムラの人たちは目先の利益で結びつき、原発の「安全神話」を作り上げ、また不都合な真実の隠蔽を繰り返してきました。それどころか、使用済みウランの処理の問題も絡んで、一度事故が起こればより深刻な事態となるMOX燃料を使用した原発まで稼働させています。

　しかし、原子力発電の廃炉後の管理や使用済み燃料の保管や事故が起こった場合の補償まで視野に入れた場合、コスト的にも原発が優位性を持つものではないことが明らかになりました。原子力ムラの懲りない面々は、未だに原子力発電のコストの優位性を主張していますが、科学技術の評価は使用済み核燃料の処理や事故対策のコストも考慮して行なわれるべきです。

　IT社会化や電気自動車の普及など、今後の電力需要は増す可能性もありますが、一方で日本は人口減少に向かっています。脱原発の方向でソフトランディングする施策を根本的に議論すべきです。米国も1979年のスリーマイル島事故以来、新たな原発は稼働させていません。

　ただ、地球人口の増加により開発途上国では原発の稼働を予定しています。中国やインドはまだ原発による電力は1〜2％にすぎませんが、中国は今後400基の原発建設を予定しています。そこでは必ず発生するであろう世界各地の原発事故により、全地球的に放射性物資による汚染が進みます。

　21世紀は放射性物質との闘いの時代となります。人工放射線からの被ばくは原爆後であり、人類にとっては始まったばかりです。しかし、短期間に放射線に適合できるほど人類は進化することはできません。将来、発がんばかりでなく、先天性の障害などの他にも想定外の事態も心配されます。ウランの埋蔵量もあと100年程度で使いつくすと予測されており、真剣に再生自然エネルギーの開発を考慮すべきです。

　がん医療においても治療成績やQOLの向上ばかりではなく、国民の死生観の議論を通じて効果費用分析の視点を導入し、高齢社会を迎えて枯渇する年金や医療費の問題も議論されるべきです。診療報酬の配分の議論だけではなく、根本的に考え直すべきです。再生医療も臨床応用の

段階となってきましたが、生殖医療がそうであったように、医学的な問題や技術的な課題だけが議論されて、「命」とは、「生きる」とはといった「生命倫理」の哲学的な問題は回避されたまま医学技術だけが独り歩きしています。

　このままでは原発事故と同様に、日本は自然の摂理から取り返しのつかない逆襲を受けるような予感を持つこのごろです。この大震災を期にいろいろな課題に対してラディカルに考え直す機会としたいものです。我々医療従事者も改めて、放射線利用の原則である、正当性・最適化・線量限度に心掛け診療すべきです。

1）西尾正道『がんの放射線治療』日本評論社、2000年。
2）森田晧三ほか『癌の臨床』33巻10号、1167〜1174頁、1987年。
3）D.L.Preston, E.Ron, S. Tokuoka,et al: Solid Cancer Incidence in atomic Bomb Survivors;1958-1998. Radiation Res.168:1-64,2007.
4）Cardis E, Vrijheid M, Blettner M, et al: Risk of cancer after low doses of ionising radiation:retrospective cohort study in 15 countries.BMJ.9:331（7508）:77,2005.
5）肥田舜太郎、鎌仲ひとみ『内部被ばくの脅威―原爆から劣化ウラン弾まで』筑摩書房、38〜40頁, 2005年。
6）http://www.universalsubtitles.org/en/videos/zzyKyq4iiV3r/http://medg.jp/mt/2011/06/vol19512.html（4/4）2011/06/21 20:20:20http://medg.jp/mt/2011/06/vol19622.html（3/3）2011/06/21 20:21:48
7）松井英介『見えない恐怖―放射線内部被曝』旬報社、2011年。
8）中村尚司『FBNews』No.407、千代田テクノル、2010年11月1日。

初出：「がん医療の今」No.76（2011年6月22日）、No.86（2011年12月28日）、No.87（2012年1月11日）

【補足】
　その後、2013年9月15日から全原発が停止しても、電力需要は逼迫せず炭素排出量も増加しませんでしたが、2017年5月17日に高浜原発が再稼働したのを皮切りに、現政権は原発再稼働を進めています。

# 第2章　低線量放射線被ばく
## ─福島の子どもの甲状腺を含む健康影響について

### ◇放射線の基礎知識

　放射線は波長を持った電磁波と粒子線の二つに大きく分けることができます。紫外線以上の波長の短いX線やγ線は人体に当たれば電離作用があり、狭義の放射線（光子線）とされています。また、粒子線は小さな粒子で質量を持っているため、遠くには飛ばず、簡単な遮蔽物でブロックされます。粒子線の典型的なものは、α線、β線で、体内ではα線は40μm（ミクロン）、β線はエネルギーによる違いはありますが、数mm程度しか飛びません。

　放射線の人体影響は、外部被ばくと内部被ばくで異なります。外部被ばくでは、X線やγ線は一瞬突き抜けて終わりです。医療用の使い捨ての注射器などは2万Gyの放射線を照射して滅菌し使われています。また、ジャガイモは発芽防止のために150Gy照射されたものを食べていましたが、これらの物に放射線は残留しません。

　しかし、α線やβ線を出す放射性物質が吸人・食事・創傷等より体内に入り内部で被ばくする場合は、残留する問継続的に被ばくすることとなります。図表2-1に外部被ばくと内部被ばくの違いを示します。

　被ばくの影響の時間的因子として、急性被ばくか慢性被ばくかにより異なりますが、この線量率効果については、慢性被ばくの場合はよくわかっていません。たとえて言えば、お酒1升を一晩で飲むか1ヶ月で飲むかの違いです。また、被ばくした範囲が全身被ばくか局所被ばくかが問題となります。10Gy（X線では=10Sv）の線量を全身被ばくしたら死亡するとされていますが、放射線治療では病巣局所に60Gyを照射しても命取りにはなりません。今回の事故による被ばくは慢性的な全身被ば

図表2-1 外部被ばくと内部被ばくの違い

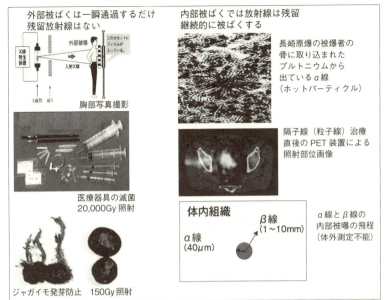

くで、外部被ばくも内部被ばくも含んだ被ばくとなります。

◇ICRPの基本姿勢

　広島・長崎の原爆投下や、広島原爆の1000倍の威力のある15メガトンの水爆実験を1954年3月1日のビキニ環礁で行なった米国は、被ばく者の健康被害に関してかなりの資料を持っています。この資料作成のために、被ばく者に対して「検査と観察はしても治療せず」の姿勢で集めたのです。不都合な内容は隠蔽しているだけだと考えられます。しかし、いずれにしても現在のICRPの理論を構築するために使われた根拠は、広島・長崎の原爆のデータです。

　そこでは、「被爆者」の定義が爆心地から2km以内の人とされたため、2km以上離れた人（この地点での推定被ばく線量が約100mSv）を比較対照としたものです。そのため原爆の被害は過小評価となり、また2km以遠の100mSv以下の人たちはきちんとした調査がされていません。為

政者は「100mSv以下では発がんはない」と強調していますが、国際的にもコンセンサスとなっている「閾値なしの直線仮説」の立場から言えば、「100mSv以下は調査していないからわからない」というのが正しい言い方です。

　ICRPの基本的な姿勢は、低線量であれば傷ついた遺伝子は修復されるため発がんはないとし、その閾値は100mSvと主張するものです。しかし、100mSv以下の低線量でも発がんするという多くの報告を受け、ICRP2007年勧告においては、1Svで5.5%の過剰発がんがあるとしています。この直線仮説で考えれば、1億人が20mSv被ばくした場合は11万人の過剰発がんが出ることになります。

　しかし、放射線影響研究所から発表された50年余の追跡調査の論文（Radiation Research.177:229-243, 2012.）では、被爆による発がんリスクはICRPの報告よ1桁多い被害が報告されています。

　放射線防護の原則は、確定的影響は起こさないことであり、低線量被ばくで生じる確率的影響は社会全体で許容できる低い確率に抑えることです。そのため、確率的影響は医学的な概念ではなく、極めて社会的な概念なのです。

## ◇「100mSv以下は安全」の嘘

　100mSv以下でも健康障害が報告されていますが、国際的な権威があるICRPは、これらの報告に対して、科学的な根拠がないために反論することもできずに、無視するという姿勢をとっています。100mSV以下の被ばくでの発がん報告を少し紹介しましょう。

　医療被ばくでも発がんが増加するとする代表的な論文があります。2004年にCT等の放射線診断で、日本のがんの3.2%が放射線診断によるものという報告です。また、モントリオールのマギール大学チームの論文（Eisenberg,et al:㎝ AJ 23:2160-9,2010.）では、心筋梗塞になって、血管造影やCT等のX線を用いた検査・治療を受けた患者8万2861名を追跡した結果、1万2020名にがんが発生したという調査結果から、10mSv増すごとに3%ずつ発がん率が高くなるという報告をしています。

120　第Ⅱ部　放射線の闇の世界を考える

さらにCT検査を受けた子どもでは、50mSvの線量で有意に白血病と脳腫傷が増加し、約3倍になると報告（Pearce,et al: Lancet 380:499-505,2012.）されています。

　また、15ヶ国の原子力施設労働者40万7391人の追跡調査の報告（E Cardis,et al :BMJ,2005.6.29）では、労働者の被ばく線量は、集団の90%は50mSv以下で、個人の被ばく累積線量の平均は19.4mSVでした。しかし、1 Sv被ばくすると、白血病のリスクが約3倍となり、100mSv被ばくすると白血病を除く全がん死のリスクが9.7%増加し、慢性リンパ性白血病を除く白血病で死亡するリスクは19%増加すると報告されています。

　また原爆被爆者とチェルノブイリの被ばく者と原発労働者の合計40万7000人を比較したデータ（Occup Environ Med.66（12）:789-96,2009.）では、同じ線量を一度に浴びても、慢性的に浴びても被ばく線量が同じであれば、むしろ長い期間だらだら被ばくしている方が発がん率は高いと報告されています。また、被ばく線量が同じ場合、少ない線量を長期間浴びた労働者の発がんリスクが原爆被爆者よりも低いと考えることはできないと結論しています。

　日本の原発労働者に関する調査結果も2010年に放射線影響協会がまとめ、ホームページ（http://www.rea.or.jp/ire/gaiyo）で公開しています。このデータでは、日本の原発労働者20万3000人の平均累積被ばく線量は13.3mSvですが、10mSvの被ばくの増加で、全がんの腫傷が4%増えています。個別にみると、肝臓がんが13%、肺がんが8%増えていました。この不都合な真実を、原発労働者は酒飲みや喫煙者が多いためと説明していますが、実際に原発労働者は一般人との比較でも喫煙率も飲酒歴も同程度です。

## ◇チェルノブイリ原発事故の教訓

　チェルノブイリ事故での小児甲状腺がんの増加は、事故後10年経過した1996年にIAEAは認めざるをえなくなりましたが、それ以外の健康被害は否定しています。しかし、最近の多くの報告で深刻な健康被害の

実態が明らかとなってきました。「衆議院チェルノブイリ原子力発電所事故等調査議員団」が、Dr.Olha V.Horishna著『チェルノブイリの長い影—チェルノブイリ核事故の健康被害』（http://www.shugiin.go.jp/itdb_annai.nsf/html/statics/shiryo/cherno10.pdf/$File/cherno10.pdf）を報告書として提出しましたが、その内容は深刻です。

そこでは、高度汚染ほど子どもの染色体異常誘発因子の割合が増加していることや、1987〜2004年の比較で小児の新生物または腫瘍は8倍以上増加、小児の行動障害および精神障害はおよそ2倍、小児の泌尿器系や生殖器系の罹患率はほぼ7倍、先天性異常はおよそ5倍と報告されています。さらに、ウクライナでは毎年2000人を超える新生児が心臓異常もしくは胸部異常で死亡しているとされ、多指症、臓器奇形、四肢の欠損または変形、発育不全と関節拘縮症が事故前より有意に増加しています。

ソビエト連邦からウクライナが独立したことによって明らかにされたウクライナ政府報告書をもとに書かれた『チェルノブイリ汚染地帯からの報告—チェルノブイリ26年後の健康被害』（NHK出版、2012年）でも、慢性疾患の増加が報告され、事故後に生まれた子どもの78％が慢性疾患に苦しんでいるといいます。

そして、チェルノブイリ事故の健康被害に関する調査報告の決定版とも言えるものは、福島原発事故後まもなく絶版にされた2010年10月にニューヨーク科学アカデミーより出版された『Chernobyl—Consequences of the Catastrophe for People and the Enviroment（チェルノブイリ—大惨事が人々と環境に及ぼした影響）』です。この本は関係各位の努力により、チェルノブイリ事故の起こった4月26日に日本語に翻訳され、『チェルノブイリ被害の全貌』（岩波書店、2013年）として出版されました。ヤブロコフら3人の著者によるこの本は、英訳されていない現地の論文約5000編や病歴を参考として詳細な分析を行なって書かれたものであり、約300編の英訳された自分たちにとって都合のよい論文のみを参考としているICRP・IAEAの分析資料とは比較できない労作です。

そこでも現在、汚染地域においては健康な子どもは20％に満たないと言います。また、IAEAでは4000人死亡したとしていますが、1986〜2004年の期間に医学データをもとに分析すると98.5万人が死亡し、その他に奇形・知的障害が多発していることを報告しています。著者の一人であるヤブロコフは「健康被害は多種多様で、がんはその十分の一にすぎない」とも述べています。

がんだけではなく、先天障害の発生や他の疾患の増加も報告されています。最近出た論文（Kar1 Sperling, et al:Genetic Epidemiology 38:48 −55,2012.）では、西ベルリンやベラルーシでは事故後と次の年（1987年）には5mSv以下の被ばくでもダウン症候群の出生が非常に増えているとし、100mSv以下では先天障害児は生まれないとするIAEAの見解とはかけ離れた現実を報告しています。

## ◇甲状腺がんの問題について

セシウムはカリウムと類似した体内勤態であり、心筋も含め筋肉などほぼ全臓器に取り込まれます。子どもの場合は甲状腺にも多く取り込まれます（図表2−2）。

事故後に設立されたゴメリ医科大学初代学長であるユーリー・バンダジエフスキー（病理解剖学者）は、解剖して得た臓器のセシウム−137蓄積量とその心電図異常の関係も報告しています。また体内にセシウム−137が38〜74Bq/Kg蓄積していれば8割以上に心電図異常が出現し、74Bq/Kgでは9割近くが心電図に異常を認めています（図表2−3）。このため、心筋梗塞などではなく、心伝導系の異常で不整脈などにより突然死のリスクが出てきます。

チェルノブイリでは、甲状腺がんが増加し、事故後10年でピークを迎えたとされていますが、低線量被ばくほど有害事象は遅れて発症するという放射線の晩期有害事象の特徴や、セシウム汚染が続く地域に住み続けていることから、なお甲状腺がんが見つかっています。また、放射線は血管内皮細胞に作用することから、循環器疾患を中心とした慢性疾患の増加も汚染地域に住み続けていることが原因として考えられます。

第2章　低線量放射線被ばく　123

図表2-2　病理解剖各臓器別セシウム137の蓄積

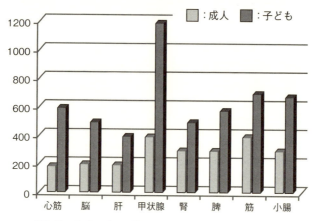

Y.I. Bandazhevsky : Chronic Cs-137 incoporallon in children's organs. SWISS MWD WKLY　133:488490,2003.

図表2-3　セシウム137蓄積の度合いと心電図変化のない子どもの割合（％、セシウム137体内蓄積線量（Bq/kg））

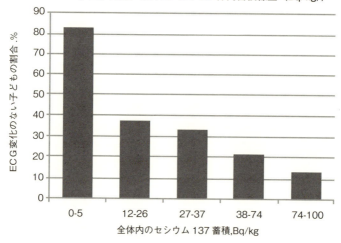

チェルノブイリ事故の教訓から甲状腺検査が開始されましたが、福島県民健康管理センターで超音波検査による甲状腺検査が開始され、2013年9月現在まで3名の甲状腺がん（疑い症例も含め10名）が発見されました。また、40〜50％の高いのう胞発生率が報告されています。この結果の評価は議論のあるところですが、ここでは私見を述べます。

　事故直後に行なわれたサーベイメーターによる甲状腺測定では、100mSv相当の内部被ばくでも毎時0.2μSv程度しか検出できず、またSPEEDIのデータ隠蔽などにより被ばく推定線量すら明確ではありません。チェルノブイリ事故と比べ放出量は約6分の1と少ないとされていますが、汚染範囲が狭く実質的には同程度の汚染と考えられます。しかし、県民健康管理センターは、100mSv（等価線量）以下では発がんはないとし、甲状腺検査の目的は保護者の不安の解消や、現時点での甲状腺の状態を把握し、今後長期にわたる甲状腺がんの増加がないことを確認するための調査であるとしています。

　放射性ヨウ素の取り込みは、甲状腺がんの発生に関与していることはよく知られています。山下俊一らのチェルノブイリ笹川医療協力プロジェクトの調査報告（『放射線科学』42巻10号−12号、1999年）では、結節患者の細胞診で7％に甲状腺がんがあると報告しています。また、がん患者の半数以上が周辺リンパ節転移や肺などへの遠隔転移していることも認め、半減期の長いセシウム−137などによる慢性持続性低線量被ばくにより、将来的には青年から成人の甲状腺がんの増加や、他の乳がんや肺がんの発生頻度増加が懸念されると述べています。

　山下俊一らの最終的なチェルノブイリの20万人の子どもたちの大規模調査結果報告の論文（山下俊一『日本臨床内科医会会誌』23巻5号、2009年）の要旨を図表2−4に示しますが、ここでは「10〜100mSvの間でも発がんは起こる」と現在の姿勢とは異なる記載が見られます。福島原発事故後は、「ニコニコ笑っていれば、放射線の影響は出ない」というような非科学的なことを言い、2009年の自分の論文では100mSv以下でも甲状腺がんが発生していると書いているのに、「100mSv以下では甲状腺がんは出ない」というのでは、"騙"下先生となっています。

第2章　低線量放射線被ばく　125

**図表2-4　チェルノブイリの20万人の子供達の大規模調査結果の論文要旨**

* 事故当時0～10歳の子どもに、甲状腺の発がんリスクがあることを疫学的に証明（2009年3月）。一方、日本では思春期を越えた子どもの甲状腺がんは稀。
* その頻度は、年間100万人に1人といわれ、この頻度は欧米・日本ほぼ同じ。
* 大人では、結節をさわるとだいたい100人に1人か2人ががんの可能性があるが、子どもの場合には約20％ががんであった。
* 放射線誘発性の甲状腺がんはすべて乳頭がんであった。
* 大人と異なり、小児甲状腺がんの約4割は、この小さい段階（超音波で甲状腺結節を見つけて、1センチ以下、数ミリの結節のこと）で見つけてもすでに局所のリンパ節に転移があった。
* 現在チェルノブイリ周辺では、約5000例の子どもの甲状腺がんが手術された。
* 長崎・広島のデータは少なくとも低線量率あるいは高線量率でも発がんのリスクがある一定の潜伏期をもって、そして線量依存性に、さらにいうと被ばく時の年齢依存性にがんリスクが高まるということが判明した。
* 主として20歳未満の人たちで、過剰な放射線を被ばくすると、10～100mSvの間で発がんが起こりうるというリスクを否定できない。

（山下俊一：日本臨床内科医会会誌23巻5号,2009.）

　通常の臨床では、3mm程度の大きさのう胞から所見として採用し診療録に記載し、1mm程度ののう胞は無視しているのが現状です。しかし、福島県の健康管理センターの検診においては、1mm以上ののう胞までも検出率に加えているため、超高率となっています。しかも、超音波検査の経験の少ない臨床検査技師を掻き集めて行なっている検査体制では、1mm程度ののう胞は血管の断面と間違うこともあり、精度の高い検査とは言い難いのが実情です。

　チェルノブイリ調査では、のう胞は5mm以上を採用（当時の検査機器の画像解像度が粗いため）しています。その基準で結節も含め比較すると、チェルノブイリ（事故10年後）では5mm以上ののう胞は0.5％、5mm以上の結節は0.5％であり、福島では1年後の検査で5mm以上ののう胞は2.5％、5mm以上の結節は0.5％です。

　福島でののう胞発生率は1年後にもかかわらず5倍となっています。1年後と10年後の比較でもあり、最終的には経過を見て判断する

126　第Ⅱ部　放射線の闇の世界を考える

必要があります。ただ、チェルノブイリ地域の子どもたちの調査結果
（のう胞:0.5％）や非汚染地域の長崎県の子どもたちの検査結果（のう
胞:0.8％）と比べて極めて高い検出率となっています。

　高いのう胞保有率に関しては、医学雑誌（Masahiro Ito, et al: Thyroid
5: 365-368, 1995.）に報告があります。1993〜1994年に検査を行なっ
たゴメリより放射能汚染が少ないモギレフ地域（1万2285名）ではが
んの発生は0％で、直径5㎜以上ののう胞発生率は0.16％でしたが、ゴ
メリ地域ではがんの発生は0.24％で、のう胞発生率は1.19％であった
と報告されています。また、頸部周辺に治療のため放射線照射歴のあ
る患者の甲状腺の切除標本の報告（Valdiserri RO,et al:Arch Pathol Lab
Med.1980 Mar;104（3）:150-152,1980.）では80％にのう胞形成が見ら
れましたが、メイヨ・クリニックの剖検1000例中、甲状腺疾患歴や放
射線照射歴のない症例では、15.6％であったという報告（Mortensen JD,
et al:J Clin Endocrinol Metab.15:1270-80,1955.）があります。これらの
報告から、放射線被ばくが多いほどのう胞が多くなる可能性が示唆され
ており、また5㎜以上ののう胞から1割程度は甲状腺がんが発生すると
も言われているため、注意していく必要があります（なお、のう胞につ
いての医学的な解釈に関しては第Ⅱ部第4章に改めて私見を記載してい
ます）。

　超音波検査の他の問題点としては、結節とのう胞のみの所見を拾い上
げているだけの単純な評価となっていることです。超音波検査では、術
者がリアルタイムでプローブを動かして診断することが重要であり、の
う胞や結節の境界の形状不整や境界不明瞭の低エコー腫瘤、随伴する石
灰化（微細〜粗大）の有無や内部に貫通する血流の有無等を判断して総
合的に診断するのが一般的です。ただ、実際の検査では、説明もせず、
画像も渡さないため不信感を募らせるものとなっています。また、調査
研究として行なわれていても「研究同意書」を入手せずに行なっており、
倫理規定違反の状態でもあります。

　こうした現状に対して、私が要望文の草稿を書かせてもらい、「市民
と科学者の内部被ばく問題研究会」が2012年7月20日付けで、要請文を

小宮山厚生労働省大臣（当時）、福島県知事、山下俊一（福島県民健康管理センター長）の3者に提出しました。その要請内容の主なものは以下になります。

① 超音波画像等の検査結果を被験者本人または保護者に渡すこと。
② 全国の他施設でも甲状腺の検査を行なえること（被ばく者の定義が必要）。
③ 甲状腺超音波検査を低放射線汚染地域の子どもたちにも実施し比較すること。
④ 医師法21条では診療録以外の画像資料は2年間の保存義務であるが、本検査の画像は50年間の保存とすること。
⑤ 全国の甲状腺専門医による検査体制をつくり、全国の他施設でも甲状腺の検査が行なえること（被ばく者の定義が必要）。
⑥ 所見のあった被験者は年1回の検査をすること。
⑦ 移住・転居しても検査の継続性を担保すること。

### ◇避難基準の問題

病院内の放射線管理区域の境界は3ヶ月当たり1.3mSv（年間5.2mSv）を超えてはならず、それは放射線障害防止法や電離則や医療法で規制されています。空間線量率でいえば時間当たり0.6μSvとなります。

しかし現在、為政者は一般公衆の被ばく限度を従来から法律で規定されていた線量の20倍に引き上げ、福島住民に強いています。年間20mSvとは、内部被ばくは除外しても毎時2.28μSvとなり管理区域の3.8倍の線量となります。放射線管理区域では18歳未満の作業禁止（労働基準法）や飲食の禁止（医療法）が定められており、国が法律違反をしている異常な状態です。

チェルノブイリでは1986年に事故から4年後の1990年にウクライナでチェルノブイリ法ができました。図表2－5にチェルノブイリと日本の避難基準の比較を示します。

日本政府は、20mSv未満の地域に住まわせていますが、チェルノブイリでは5mSv以上の地域は全員強制避難です。また1～5mSvの地域は

128 第Ⅱ部 放射線の闇の世界を考える

図表２－５　福島とチェルノブイリの避難基準の比較

| 年間放射線量 | | チェルノブイリ区分 |
|---|---|---|
| 20超～50mSv以下 | 居住制限区域<br>避難指示解除準備区域 | 移住の義務ゾーン<br>（強制避難ゾーン） |
| 5～20mSv以下 | （居住可能） | |
| 1超～5mSv以下 | （居住可能） | 移住の権利ゾーン<br>（避難か居住か選択可能） |
| 0.5超～1mSv以下 | | 放射能管理ゾーン |

★チェルノブイリの5mSvは外部被ばく3mSv＋内部被ばく2mSvとして計算。
★日本は内部被ばくは想定外で、外部被ばく線量のみで評価。
★福島のモニタリングポスト値は実際より約40％減で表示している。

住んでも移住してもよいとし、本人に選択を認める移住権利ゾーンとしています。また、外部被ばくで３mSv、さらに、こういう所に住んでいれば４割は内部被ばくがあるとして内部被ばく分２mSvを加算し、合わせて５mSvです。見識があるし、落としどころが上手です。１mSvから５mSv以下のところは権利ゾーンですから、たとえば60歳の夫婦が住みたいと言ったら住むことができます。赤ちゃんがそこに住むといったら、やっぱり移住した方がいいと勧めると思いますが、お年寄りが終の棲家として生活したいと言ったらそれはよいとするわけです。

　しかし、日本では内部被ばくを勘案せず、外部被ばくの線量だけで年間20mSvです。

　英国（症例2万000名、対対照3万7000名）では、自然放射線で5mSvを越えると１mSvにつき小児白血病リスクが12％有意に増加するという報告（Kendall GM. et al.: 2013 Jan;27（1）:3-9. doi: 10.1038/leu.2012.151. Epub 2012 Jun 5.）が出されています。その他、１平方メートル555kBq以上の汚染地域では10年後に乳がんの多発や、呼吸機能の低下、老化の進行などが報告されており、日本もせめてチェルノブイリに準じた対応をすべきです。

　なお、被ばく線量を評価するモニタリングポストは当初使用されていたアルファ通信のものから富士電気社製のものに替わりましたが、この空間線量の測定装置によると、実際の線量よりも約40％前後低減されて表示値されています。こんな線量の過小評価まで画策しており、将来

第2章　低線量放射線被ばく　129

**図表2−6 セシウム137を経口摂取した場合の体内放射能の推移**

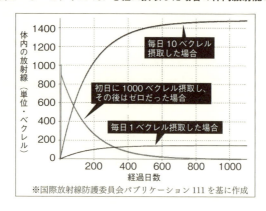

的に健康被害が出ても被ばく線量との比較や相関も分析できない状態を作り出しています。こんな国や行政のデタラメとだましが許されるのでしょうか。

◇**食品汚染の問題について**

　チェルノブイリ事故後にヨーロツパからの輸入食品が汚染されていたことがわかり、輸入食品は1kg当たり370Bqに規制されました。しかし、事故直後に政府はそれを上回る暫定規制値を作りました。そして1年後に改訂し、セシウムの新規制値では一般食品は1kg当たり100Bq、牛乳や乳児用食品は50Bqとされましたが、これでも非常に高い規制値です。また、他の核種に関しては放置していることも問題です。規制値ぎりぎりの牛乳を毎日200mℓ飲めば、毎日10Bq摂取することになり、1年程すれば蓄積して約1400Bqとなります（図表2−6）。

　もちろん、セシウム137の体内蓄積量は代謝により異なることから一概には言えませんが、体重20Kgの子どもであれば1kg当たり70Bqとなり、高率に心電図異常をきたしてもおかしくない値となります。

　暫定規制値を定めた時には、農産物の作付土壌の汚染は1平方メートル当たり5000Bq以下と規制しましたが、新規制値を守るためには作付土壌に関しても規制すべきです。20mSvまでの地域に住まわせ生産活動

を行なっていれば、規制値を上回る生産物が産地偽装され全国に流通するリスクは避けられないこととなります。

　事故後にドイツのキール海洋研究所は、日本近海と将来の太平洋における放射能汚染長期シミュレーションを公表し、「海のチェルノブイリ」であり、人類的犯罪であると断罪しています。空気中に出された放射能雲が運んだ放射性物質が太平洋の海水を汚染し、また原発から海に排出された汚染水が黒潮によって拡散します。

　現在、東電敷地内に保管されている高濃度汚染水も最終的には海に流出されることから、生物濃縮した海産物を食す人間の内部被ばくも深刻なものとなる可能性があります。10年後にはアメリカ西海岸からアラスカの汚染度が高くなり、米国の漁民から日本に対して損害賠償の訴訟を起こされる事態もありえます。

　国土を除染すると、最終的に汚染水は地下や河川へ流れ、海、魚介類へ、人へと引きつがれます。自然界にある放射性物質は物理的な半減期でしか減弱せず、セシウム137も放射能の強さは60年経過しても４分の１にしか減弱しません。長い海洋汚染との闘いが始まっているのです。


### ◇解明されていない低線量内部被ばくの課題

　内部被ばくの測定はホールボディカウンタによるものが一般的ですが、対外からの測定ではγ線だけしか測定できません。また精度の高いホールボディカウンタでも、検出限界は250〜300Bq/体であり、最高精度でも１kg当たり5Bqが検出限界です。

　α線やβ線は尿や爪や毛髪や歯などの生体試料を採取して、バイオアッセイ（生物検定）や質量分析器により測定するしかありません。非常に手間暇がかかり、高度な技術が必要であり、検体をフランスやドイツや米国に送っています。

　また、染色体異常のチェックも望まれますが、まったく行なわれていません。なお尿の測定で、尿から１Bq出たら、体内には大雑把な計算ですが100〜200倍あるとされ、尿測定はホールボディカウンタより50〜60倍の精度で測定が可能と言われています。

第２章　低線量放射線被ばく　131

**図表２－７　低線量内部被ばくにおける未解明の課題**

＊100〜20mSv以下でも健康障害の医学的な証拠が多数存在。
＊極低線量での細胞レベルでの異常が判明（バイスタンダー効果、ゲノムの不安定性、
　ミニサテライト突然変異）。
＊不問に付され未解明の問題
　・エネルギーの問題（数eVからKeV〜MeV）
　・LET（Linear Energy Transfer、線エネルギー付与）の問題
　　高LET順：核分裂生成物＞α線＞中性子線＞陽子線、電子線、X線、γ線
　・細胞周期と放射線感受性の問題（G2・M期の細胞が影響大）
　・線量の全身化換算の問題（目薬一滴を全身投与量としている）
　・放射線の影響の物理量としての評価単位の問題（1Gy＝1J/kg）

　こうした測定をする姿勢もなく、測定検査体制の構築すら考えない日本の現状は悲しい限りです。また、図表２－７に低線量内部被ばくにおける未解明で議論されていない課題を示します。

　ごく低線量の内部被ばくでも、バイスタンダー効果（照射された細胞の隣の細胞も損傷されることがある）やゲノムの不安定性（細胞およびその子孫内の継続的、長期的突然変異の増加）、ミニサテライト突然変異（遺伝で受け継いだ生殖細胞系のDNAが変化する）、ペトカウ効果などが報告されています。

　ラジウム（Ra-226）、セシウム（Cs-137）、ゴールドグレイン（Au-198）などの小線源を使った治療に従事してきた臨床医の実感から、通常の書籍では問題提起されていない点に絞って述べます。

　本書25頁の〈症例1〉はセシウム－137線源による治療例です。セシウム針はセシウムの粉末を白金イリジウムで封入密封して作られ、セシウム－137から出るβ線を遮蔽し、γ線だけをがん病巣に当てて治療します。

　この症例の線量評価は線源から外側5mmの範囲に5日間で60Gy照射しています。放射線の影響を受けた範囲は粘膜炎を起こしていますが、吸収され跡かたもなく治癒しています。患者にとっては内部被ばくを利用した治療であり、線量評価は照射されている範囲で表現し、決して投与線量を全身化換算はしません。

　この低線量率の連続照射の治療は、放射線治療のなかで最も効果的な

治療法ですが、その説明の一つは照射中には全細胞周期の細胞に影響することが考えられます。G2期（分裂準備期）とM期（分裂期）は放射線感受性が高く、内部被ばくのような継続的な被ばくでは確実にG2期とM期の細胞にも放射線が当たり影響されるため、細胞周期の問題を考えれば低線量でもその影響は無視できません。

なお、〈症例1〉にセシウム—137の崩壊形式を示しますが、まず$\beta$崩壊して$\beta$線を出してバリウム—137mに変化し、さらに$\gamma$崩壊して$\gamma$線を出し安定なバリウム—137に変わります。したがって、尿から1Bqの放射線が検出されれば、実際には体内では2Bqの被ばくを受けていることになります。

また、放射線によるがんの細胞死は、分裂過程で遺伝子が傷ついたために分裂能力を失い死滅する分裂死です。正常細胞では放射線を受けて傷ついた遺伝子が、継代的に引き継がれ何代か後に、遺伝子の異常に伴うトラブルが起こる可能性は否定できません。

さらにまったく語られていないのは、エネルギーの問題です。セシウム—137の$\gamma$線エネルギーは0.662MeVです。人体内の電気信号は数ev（5〜7eV）の世界であり、水素と酸素原子が結合しています。医療用X線は100Kevの世界であり、核反応生成物からの放射性物質のエネルギーはMeVの世界です。このエネルギーの違いによる影響も考慮されていません。

LET（Linear Energy Transfer：線エネルギー付与）の問題もあります。放射線の線質によって「トラック」に沿ってラジカルを生成する度合が異なり、細胞に対する影響の度合いが異なることがわかっています。

LETの高い順に並べると、①核分裂生成物＞②低原子番号の原子核＞③$\alpha$線＞④中性子線＞⑤低エネルギーの陽子線、電子線、X線、$\gamma$線＞⑥高エネルギーの陽子線、電子線、X線、$\gamma$線となり、核分裂生成物からの高LET放射線は最も細胞障害性を持っています。しかし、単に線量の多い少ないで人体影響が議論されていることは、おかしな話です。

さらにもっと根本的な問題は、放射線の線量は熱エネルギーで定義されていることです。1kgの物質に1J（ジュール）の熱量を与える放射

第2章　低線量放射線被ばく　133

線の量が1Gy（グレイ）です。原爆時の米国の公式見解として全身被ばくによる致死線量は7Svとされましたが、日常臨床では血液がんの治療で骨髄移植の前処置として全身照射を行ないます。その時は1回2Gyを朝夕に照射し、3日間で12Gy（X線では12Sv）/6分割/3日の照射となりますが、死亡することはありません。

　X線やγ線の場合はGy＝Svであり、体重60kgの人が7Svの全身被ばくでは、熱量換算すれば、60（Kg）×7（J）=420（Kg・J）=100calにすぎません。おにぎり1個は約150Kcalですから、放射線ではおにぎりの1500分の1のエネルギーで死ぬことになります。エネルギー換算による放射線の単位というのは、分子レベルの生物学的な現象をまったく説明できていないことになり、これは現在の核物理学の限界です。

　特に内部被ばくで放射線が影響する範囲は、1kgぐらいの広範囲に及ぶことはなく、外部被ばくと同様に1kg当たりのエネルギー値として評価することは無意味なのです。α線やβ線による内部被ばくの場合は、1kgの塊の範囲にまで放射線が届くことはありません。α線は40μmの飛程としたら周囲の何層かの細胞にしか届かず、β線も周囲数mmの細胞にしか当たりません。

　外部被ばくと内部被ばくの影響の違いが解明されていないために、線量が同等であれば人体への影響は同等と考えるという勝手な取り決めをしていますが、科学的な実証的根拠のないおかしな話です。このおかしな内部被ばくに関する取り決めをたとえて言えば、「目薬は眼に点すから効果も副作用がありますが、それを口から飲ませて、2〜3滴の量だから全身的にみれば全く影響のない少ない量である」とされているようなものです。

　セシウム－137の1Bq摂取時の預託実効線量は0.013μSvとされており、100Bqの摂取では1.3μSvとなります。仮に臨床的に発見できる1cm大の塊（10億個の細胞数）にだけ100Bqが影響を与えているとすれば、約60兆個の人体の細胞数の6万分の1であり、1.3μSv×60,000=78,000μSv（=78mSv）の被ばく線量となります。

　また、α線は40μmしか飛程しませんが、影響を受けている周囲の細

図表２－８　2013年2月1日に政府に提出した要望書の要旨

---

### 要望書

内閣総理大臣・復興大臣・環境大臣・厚生労働大臣 様

2013年2月1日

1. 全国医療機関で無料検査を受ける権利を証明する【被曝検査健康手帳】(仮称)を配布すること
2. 全国医療機関に対して本検査の診療報酬の扱いの統一すること
3. 甲状腺エコー検診では、画像データを本人または保護者に渡すこと
4. 被曝検査の画像を含めた資料は今後50年間保存義務とすること
5. 放射線の人体影響を科学的・医学的に分析し解明する調査・研究体制を構築すること。ホールボディカウンタや尿検査によるγ線の測定とともに、α線やβ線も計測できる体制を整備すること
6. 被曝線量が高かった人(555KBq/m2 )に関しては、本人の要請があれ ば、染色体検査ができるようにすること
7. 当面の対策としてウクライナの基準に準じた移住措置を行う事

---

胞数を超過剰に見積もって、仮に１㎜大の細胞の塊だとすれば細胞数にして約100万個であり、１㎜の塊の細胞集団には78Svの線量が当っていることになりますが、α線の場合の放射線荷重係数は20ですので、78Sv×20＝1560Svとなり、細胞が死滅してもおかしくない線量となります。

　熱量換算による被ばく線量で人体の分子レベルの変化は説明できず、また内部被ばくの線量を外部被ばくと同様に１kg当たりのエネルギー値として評価することはまったく無意味なのです。


## おわりに

　著者は2013年２月１日に政府に要請書を提出しましたが、その内容要旨を図表２－８に示します。今後の被ばく医療体制は診療報酬を統一し、長期的な視点で行なう必要があります。しかし、原発事故関係の国民の健康管理業務は厚生労働省から環境省に移管されたため、医療のプロフェッショナルが不在で、診療報酬の取り決めもできない状態であり、まったく無責任であると言わざるをえません。


初出:「がん医療の今」No.163（2013年10月23日）、No.164（同30日）、No.165（同11月6日）

# 第3章　鼻血論争を通じて考える

## ◇隠蔽された鼻血

　巷では、今ごろになって鼻血論争が始まっています。事故後は鼻血を出す子どもが多かったので、現実には勝てないので多くの学者は沈黙していましたが、急性期の影響がおさまって鼻血を出す人が少なくなったことから、鼻腔を診察したこともないと思われる専門家と称する学者たちは政府や行政も巻き込んで、放射線の影響を全否定する発言をしています。政治家や行政担当者の門外漢が放射線の健康被害のことなどまったく知らずに「風評被害」だと叫ぶのも論外です。

　これはまさにICRPの疑似科学盲信者の科学的研究姿勢の欠如と、原発推進者たちの無知と事実の隠蔽です。こうした鼻血や全身倦怠感などの症状については、ICRPの基準では理解できないのです。ICRPの論理からいえば、Sv単位の被ばくでなければ血液毒性としての血小板減少が生じないので鼻血は出ないというわけです。

　一応、500mSvの全身被ばくで白血球の減少が生じるといわれています。原子力ムラの人たちは500mSvも被ばくしていないから骨髄抑制で血小板が減少し出血傾向とならない、したがって鼻血が出ることなどはないと主張しています。しかし、そのような場合は大変深刻で、出血傾向による諸症状が出現し、鼻血どころではなく、歯磨き時に歯茎からも出血しますし、紫斑も出るし、消化管出血や脳出血なども起こり致命的となることもあります。

　しかし、現実に血小板減少がなくても、事故直後は鼻血を出したことがない多くの子どもが鼻血を経験しました。伊達市の保原小学校の『保健だより』には、「1学期間に保健室で気になったことが2つあります。1つ目は鼻血を出す子が多かったこと。……」と通知されています。ま

136　第Ⅱ部　放射線の闇の世界を考える

たDAYS JAPANの広河隆一氏は、チェルノブイリでの2万5000人以上のアンケート調査で、避難民の5人に1人が鼻血を訴えたと報告しています。こうした厳然たる事実があるのです。

### ◇鼻血の出る要因

　この鼻血については、次のように考えられます。通常は原子や分子は何らかの物質と電子対として結合し存在しています。セシウムやヨウ素も例外ではなく、塵などと付着して放射性微粒子として大気中に浮遊しており、呼吸で吸い込まれます。このような状態では放射性微粒子が、湿潤している粘膜に付着して鼻粘膜に放射線を出すことになります。そのため一瞬突き抜けるだけの外部被ばくとは異なり、(準)内部被ばく的な被ばくとなるのです。

　健康影響は、不溶性の放射性微粒子が、粘膜が湿潤した鼻・喉頭・口腔・咽頭の広範囲な粘膜に付着すると影響は強く出ます。この場合はいわゆる面積効果です。これらは内部被ばくという観点から、次のような要因を評価する必要があります。

　①　セシウムホットパーティクルの存在。
　②　不溶性の微粒子ですぐには消えない。
　③　付着して被ばくする。
　④　面積効果。
　⑤　子どもは高感受性で影響が強く出る。
　⑥　鼻腔入り口付近のキーゼルバッハ部位は粘膜下で静脈が密集しており、空気中のダストが最も集積する場所であり、出血しやすい。

### ◇鼻血の出る仕組

　事故後数日間の状態では、放射性浮遊塵による急性期の影響が真っ先に出ます。放射性浮遊塵を呼吸で取り込み、鼻腔、咽頭、気管、そして口腔粘膜も含めて広範囲に被ばくすることになりますから、最も静脈が集まっている脆弱な鼻中隔の前下端部のキーゼルバッハという部位から、影響を受けやすい子どもが出血することがあっても不思議ではありませ

第3章　鼻血論争を通じて考える　137

ん。

　また咽が痛いという症状もこうした機序によるものです。この程度の刺激の場合は粘膜が発赤したりする状態にはならず、診察しても粘膜の色調変化は認められませんが、粘膜の易刺激性が高まるため、広範な口腔・咽頭粘膜が被ばくした場合は軽度の痛みやしみる感じを自覚するわけです。受けた刺激を無視し、採血や肉眼的な粘膜炎の所見などの明らかな異常がなければ、放射線が原因ではないとして刺激の実態をブラックボックス化するICRPの評価だけでは事実は解明できません。

　ICRPの健康影響評価では現実に起こっている被ばくによる全身倦怠感や体調不良などのいわゆる「ぶらぶら病」も説明できません。そのため何の研究や調査もせずに、精神的・心理的な問題として片付けようとするわけです。ちなみに医学的にはストレス症候群の身体症状の一つとして、鼻血が出るという医学的報告は有りません。原子力ムラの人たちは、ストレスについての見識もないのでしょうか。

　今後、生じると思われる多くの非がん性疾患についても否定することでしょう。鼻血論争は、未解明なものは全て非科学的として退け、自分たちの都合のよい内容だけを科学的とする従来のICRP主義の人たちの発言の始まりでしかないと思います。

　医学論文で、空気中の粒子状ダストが鼻血を増加するという報告もありますし、放射線治療においては常識的なボリューム効果（この場合は付着した面積効果）も考えると、放射線が鼻血の大きな要因として関与しているのです。

　最後に、この鼻血問題は放射線の健康被害を考える場合に、根本的な問題が含まれています。被ばくしている部位やその線量分布をまったく考えず、全身化した実効線量という仮想の線量で考えていることから、真実が見えてこない典型的な例です。

　放射線の影響は、影響が出ている部位や臓器の被ばく線量を考えればよいだけのことなのです。そして被ばくしている線量分布も考慮し、この場合は鼻粘膜にどのくらい放射線が当たっているのかを考えればよいだけの話です。インチキな全身の影響を考えるSvという単位で考える

138　第Ⅱ部　放射線の闇の世界を考える

ことはできないのです。

　本書26〜27頁に掲載されている症例4や症例5の治療後の急性期の粘膜反応を見ていただければ、放射性微粒子が密着していれば、技術的に測定可能なほど膨大な線量が当たっていることが理解できます。

初出：「がん医療の今」No.192（2014年年6月18日）掲載

# 第4章　原発事故による甲状腺がんの問題についての考察

## はじめに

　2011年3月11日の大震災と福島第一原子力発電所の人災事故は日本に深刻な問題をもたらしました。国民の健康被害が憂慮されるなか、チェルノブイリ原発事故の教訓から、まず甲状腺がんの発生に配慮して福島県民の18歳以下の人々を対象に超音波装置による甲状腺検査が行なわれています。その結果、2015年11月30日時点で、152名の「悪性または悪性疑い」の人が発見され、原発事故由来かどうかが議論の的となっています。

　この結果を「スクリーニング効果」や「過剰診断」とする見解と「放射線由来の甲状腺がんの多発」説が議論となっています。こうした現状について、政府・行政・御用学者は事故の影響を過小評価する立場から発言し、一方で反原発・脱原発の人たちは多発説を強調しています。

　しかし、先行調査の結果を受け多発説を強調する人たちに対して、私は放射線が関係した多発とは断定できない旨を発言したところ、脱原発・反原発をともにめざしてきた人たちから、議論する姿勢ではなく、個人的な誹謗・中傷的なクレームや偏執狂的な批判・非難も寄せられています。

　そこで、甲状腺がんに関する今までの知見（食生活、検査機器の精度、がんの成長速度、甲状腺がんの自然史、年齢や性差など）と2013年4月から「いわき市民放射能測定室たらちね」（http://www.iwakisokuteishitu.com/）の活動の支援の一つとして始めた甲状腺検診の実感も交え、私見を述べることとします。

　なお、本稿の作成は2015年12月23日の一橋大学での講演会「福島へ

の思い—美味しんぼ『鼻血問題』に答える雁屋哲×西尾正道×鎌仲ひとみ講演会」終了後、年末・年始に短期間で市民向けに書いたものであり、手元にある講演用スライドの図表を使用したため、資料や図表の初出先の詳細は不充分となっていることをお許し願います。

# 1　がんの自然史と診断学の進歩

## ◇がんの自然史

　まず「悪性新生物（がん）は一日してならず」であることを認識すべきです。何らかの要因で遺伝子に傷がつき発がんしますが、「がん抑制遺伝子」と「がん促進遺伝子」のせめぎ合いのなかで細胞ががん化しても、臨床的に発見できるサイズとなるためにはかなりの時間を要します（図表4－1）。人間の細胞は6〜25ミクロン（$\mu m$）ですが、仮にがん細胞の大きさが10ミクロンとすると、倍々ゲームで増大しても1 cm$^3$大の塊となるためには30回（$2^{30}$）分裂し、約10億個（＝1 g）の細胞集団とならなければなりません。

　胃や食道等の粘膜に表在性に進展する厚みのない腫瘍は別として、現在の医学では塊としてはやっと1 cm程度の腫瘍がポジトロン・エミッション・トモグラフィー（PET：Positron Emission Tomography）で検出可能となってきました。また、肺野型（気管支の末梢から発生する）肺がんなどでは肺野条件のCT検査で5 mm程度の腫瘍を発見できるようになりましたが、がんかどうかを確認するためには穿刺による生検が必要です。肺病巣は呼吸性移動があり、また針生検による気胸のリスクもあるので、1 cm程度のサイズとなってから検査しているのが実状です。

　しかし、甲状腺はほぼ均一な実質臓器であり、前頸部の皮下に位置していることから、5 mm程度の腫瘍があれば超音波装置をガイドとして生検できる臓器です。このため、現状では最も小さい塊のサイズで発見できるがんであるという特殊性があり、まったく症状を呈しない早期の小さながんも発見できることから、スクリーニング検査を行なえば高率にがん病巣を発見できる臓器です。なお、甲状腺がんの場合は1 cm以下は

第4章　原発事故による甲状腺がんの問題についての考察　141

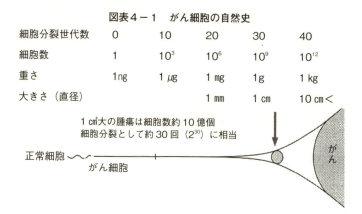

図表4-2 平均的増殖分画と倍加時間

| がん腫 | 増殖分画（％） | 倍加時間（日） |
|---|---|---|
| 生殖細胞がん | 90 | 27 |
| リンパ腫 | 90 | 29 |
| 肉腫 | 11 | 41 |
| 扁平上皮がん | 25 | 58 |
| 腺がん | 6 | 83 |

微小がんと定義されています。

　がんの増大する自然史を図表4-1に示し、増大に関係する一般的な増殖分画と倍加時間を図表4-2に示します。腫瘍の大きさは、がん細胞の倍加時間（がん腫の違いで1～3ヶ月と異なる）と、がん組織内の細胞分裂している増殖分画（がん腫の違いで6～90％）により決まります。

　1個が2個になる倍加時間は、白血病や悪性リンパ腫のような進行の早いがんは1ヶ月程度、比較的緩慢に増殖するがんは2～3ヶ月程度の時間を要します。また全てのがん細胞が増殖しているわけではなく、休止期にあるがん細胞もあるため、がんの塊のなかで増殖している増殖分画は10～90％と幅があり、またアポトーシス（細胞の自殺）も起こっています。1cm大の腫瘍は約1gで約10億個の細胞の塊です。単純に細

胞分裂回数だけの計算でも2の30乗（$2^{30}$）で約10億個となります。

　このため、進行の早いがんでも倍加時間が1ヶ月で、増殖分画が100％で、アポトーシスもないと考えても1cm大（10億個の細胞数）となるためには約30ヶ月を要することとなります。

　甲状腺がんの大多数を占める乳頭がんの場合は、各種がん腫のなかでも低悪性度の前立腺がんと同様に最も緩慢な経過を取る疾患であり、1cm大となるためにはこれよりも長い期間を要すると考えられます。この時間的な増大スピードを考えれば、1～2年で1cm以上のがんになることは考えにくいのです。また、前がん状態にある細胞に放射線が関与して、発がんや分裂スピードを速めたという可能性は残りますが、現在までこの機序の医学的な確証はありません。

　米国国立科学アカデミーのレビュー[1]によれば、発がん因子曝露後の小児がん（白血病・リンパ腫以外）の最短潜伏期間は1年という報告がありますが、発がんと発見できるサイズのがんは期間が異なることを区別すべきです。またこの報告では、9.11ワールドトレードセンター崩壊時に現地にいた人たちの健康調査を行なった結果から、1年後にがんを保有していた人がいたことを根拠にしていますが、これをもって被ばく後に発がんする潜伏期間を1年とするのは間違いです。事故前に無症状のがんを保有していて、事故後に発見された人がいるからです。

　ちなみに医学の教科書では、広島・長崎の原爆投下のデータから、放射線誘発がんの潜伏期間は白血病で7年、固形がんで10年とされています。白血病の場合は、血中に白血病細胞を見つければ診断できるため比較的早期に発見できますが、塊としての固形がんの場合はそれよりも発見が遅くなります。しかし、最近の診断学の進歩でよりがんの発見はより早期に診断できることが、5年程度で発見できる可能性はあります。しかし、事故後1～3年程度の先行調査で発見された子どもたちの甲状腺がんを放射線由来だと判断することは無理があります。

## ◇放射性ヨウ素と誘発がん

　画像診断の進歩で、被ばく後5年程度で、5mm程度の極小さなサイズ

でも発見できるようになりましたが、その典型が甲状腺がんです。確率的影響としての放射線誘発がんでも、被ばく線量との関係も考慮する必要があります。

被ばく線量が高ければ、潜伏期間は短くなりますが、被ばく線量が高かったチェルノブイリ事故では、事故後5年前後に事故当時0～6歳の放射線感受性が最も高い年少の子どもたちに甲状腺がんが発見されています。1～2年で発見された日本の甲状腺がんが放射線由来だとすれば、チェルノブイリ以上に高い被ばく線量だったことを意味しますし、こんな短期間で増大したがんは悪性度が高く、予後は極めて不良となります。

図表4－3に甲状腺の超音波画像を示しますが、この症例は4.5×3.0mmの大きさの結節ですが容易に異常所見として描出できます。検査時に、まだらでびまん性の所見のみで明らかな結節を示さない症例もありますが、甲状腺は最も小さなサイズの腫瘍を画像で検出できる臓器です。もちろんこうした症例はまったく無症状です。

チェルノブイリ事故の教訓から、放射性ヨウ素が甲状腺の発がんに関与していることは明確となっています。その前提として、被ばく線量の評価が問題となります。この問題に関しては、事故当初の出鱈目な対応により正確なデータがなく、それをいいことに国や行政側はいわき市・川俣町・飯館村の子どもたち1080人の被ばく推定線量のデータを根拠にして、全員が100mSv以下であり、過剰発がんのリスクはないとしています。しかし、甲状腺がんの発生は内部被ばくそのものによる影響であり、甲状腺の等価線量（人体の各臓器の被ばく線量）で評価しても当てにならないことも認識すべきです。

緊急時被ばく医療のスクリーニングにおいては、人体では1万3000cpm（1分間当たりの放射線計測回数）以上は除染が必要とされています。原子力安全委員会は1万3000cpmでの除染と、ヨウ素剤内服（ヨウ素等価線量が1歳児で100Svとなるため）を事故直後に勧告していましたが、福島県は2011年3月14日には原子力安全委員会の勧告を無視して、基準を10万cpmに引き上げています。10万cpmまで引き上げた除染基準のことを考えれば、実際には100mSv以上の被ばくがあった

**図表4－3　甲状腺結節の超音波像**

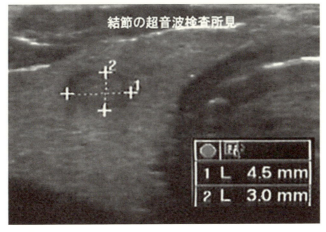

可能性は残ります。

　また、福島県立医科大学は日本全国からヨウ素剤を集めながら、三春町を除きすべて廃棄し、自分たちだけが身内を含め内服していました。

　なお、放射性ヨウ素が体内に入る前から直後までにヨウ素剤を飲めば93％を抑えられますが、6時間後の服用では10％に減少すると言われており、事故直後に内服する必要があります。

　チェルノブイリ事故時に、ポーランドでは16歳以下の小児の甲状腺被ばく線量が年間50mSvを超えないように安定ヨウ素剤が配布されました。全小児の9割に配られ、その結果、1歳から4歳までの小児の4分の3は甲状腺被ばく線量を6割、残りの4分の1の小児は4割減らすことができ、牛乳の規制などの予防措置も含め、16歳以下の小児の9割は甲状腺被ばく線量を50mSv以下に保つことができたと報告されています[2]。

　また、米国政府はセシウム（Cs）放出量を計算した結果、チェルノブイリ原発事故のセシウム放出量は10.5京ベクレル（Bq）でしたが、福島原発事故では1.8倍の18.1京ベクレルだったと報告しています。それは、人類が今まで爆発させた原爆や水爆を全て足した数よりも桁違いに多く、「人間を含めた地球上の生物に悪影響を与えるかもしれない」

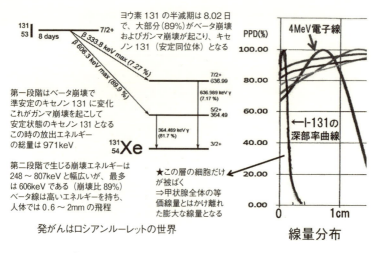

図表4－4　ヨウ素131の崩壊モードと線量分布

としています[3]。

## ◇内部被ばくこそが問題

　渡辺悦司氏と山田耕作氏は、福島事故のヨウ素（I-131）放出量は政府・マスコミの事故直後からの評価のようにチェルノブイリ事故の「10分の1の規模」ではなく、米国政府発表のチェルノブイリの数値と比較を行ない、①大気中＋②直接海水中の放出量の合計値で、福島の方がチェルノブイリよりも多く、「2倍超から20数倍」の放出量であると報告しています。

　具体的には、政府は事故当初はヨウ素（I-131）の放出量は160ペタベクレル（PBq／P:ペタは$10^{15}$）としていましたが、東電は2012年5月に500ペタベクレルであったと放出量を改訂しています。こうした数値をヨウ素（I-131）とセシウム137の比率を考慮して再計算すると、放出量は約2500ペタベクレル（最大値）であり、政府推計の16.7倍、チェルノブイリ事故の1.42倍だったと報告しています[4]。ちなみに、国連科学委員会の推計は1760ペタベクレルです。一方、今中哲二氏はヨウ素131の放出量はチェルノブイリ事故の約7％と報告しています[5]。

### 図表4-5 ヨウ素131の深部率曲線

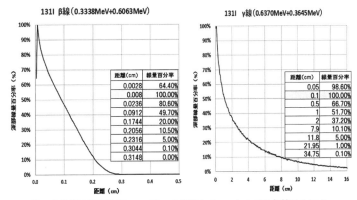

注：吸収線量は半径20 cm×50 cmの円柱水ファントムの吸収線量を示す。
円柱以外の空間は真空。計算はモンテカルロ（Phitsバージョン2.81）。

　ただ、甲状腺がんの発生は、主に摂取された放射性ヨウ素による内部被ばくが原因であり、甲状腺の等価線量という概念だけでは発がんのリスクは語ることはできません。図表4-4にヨウ素の崩壊モードとβ線の深部率曲線を、私が治療で使っている電子線の深部率曲線を参考にして手書きしたものを示します。発がんするのは大量に被ばくしている近傍の細胞であり、発がんはロシアンルーレット（賭け）の世界なのです。

　さらに詳細に検討するために、放射性ヨウ素の水中の深部率曲線を図表4-5に示しますが、被ばくしている細胞は放射性ヨウ素の線源中心から1mmで50％以下の線量となり、2mmでは10％となります。

　放射線量の測定は1cc弱の気体中の平均線量を測定しており、点線源の近傍の線量は厳密には測定できないため、この深部率曲線は水中（人体の密度と想定）での吸収線量をモンテカルロ法（シミュレーションや数値計算を乱数を用いて行なう統計の手法）で求めたものです。被ばくしている細胞は、取り込まれた放射性ヨウ素のごく近傍の細胞であり、これらの細胞ががん化しても不思議ではありません。

　これを甲状腺全体に換算した等価線量と発がんの相関を議論しても、説明はつきません。もちろん、等価線量が高いほど発がんのリスクは高くなると考えられますが、等価線量は参考程度と考えるべきなのです。

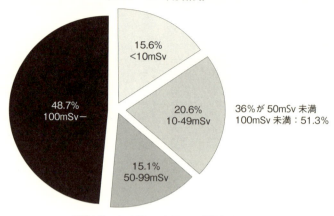

図表4−6　ウクライナでの小児甲状腺がんの被ばく線量
（1986 〜 97 年診断例）

出所：Tronko MD et al. Cancer.86(1):149-56,1999.

　ちなみに、山下俊一氏はチェルノブイリ甲状腺がんに関する2009年の総説で、「10〜100mSv以下でも発がんは起こりうる」と述べていますが、福島原発事故後は態度を変えて国や行政側と共に、100mSv以下では発がんのリスクはないと言っています。

　チェルノブイリ事故では甲状腺がんの半数以上は100mSv未満の被ばく線量です（図表4−6）。このため、チェルノブイリ事故後の知見より安定ヨウ素剤の服用基準に関するWHOのガイドラインでは、若年者に対し甲状腺等価線量10mSvとすることを推奨しています。

　これを受けて、発がん回避線量の介入レベルの実例としてベルギー（0〜19歳）では10mSv、ドイツ（0〜12歳）、オーストリア（0〜16歳）、アメリカ（10〜18歳）は50mSvとしています。そのため日本政府は100mSv以下では発がんは起こらないとしつつも、検診を始めたのです。

### ◇日本人のヨウ素摂取量の問題

　次の問題は、大量に放出された放射性ヨウ素をどの程度摂取したのかという問題です。海に取り囲まれている日本人の食生活は海藻類の摂取

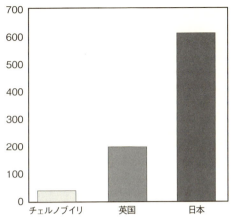

図表4−7　尿中ヨウ素排泄量（μg）の比較

出所：伊藤正博ほか「放射線と甲状腺癌の病理」
『病理と臨床』31巻1号（2013年）、9〜18頁。

により、甲状腺はヨウ素で飽和されていると考えられます。そのため、甲状腺のヨウ素摂取率（ヨウ素摂取率の基準値は15〜40％）の検査においては2〜3週間のヨウ素制限食とし、ヨウ素摂取率の検査を行なっています。

　この摂取率の検査で、甲状腺機能亢進や機能低下の判定を行なっています。このため食生活においてヨウ素の摂取が充分であれば、事故時に体内にヨウ素が入り込んでも早期に尿中に排泄されます。ヨウ素は成人の体内で13mg程度存在し、そのほとんど（12mg）が甲状腺にあると言われていますが、子どもも同様かどうかはデータがないものの、ヨウ素は甲状腺以外は必要としないため同様な状態と考えられます。小児では1日の維持量は50〜130μg（マイクログラム）です。

　日本人はヨウ素を世界一摂取している民族であり、放射性ヨウ素を取込んでも甲状腺は飽和されているため取り込みは少なかった可能性があります。

　チェルノブイリと英国および日本の尿中ヨウ素排泄量を図表4−7に示しますが、日本ではダントツに排泄されており、維持量の数倍のヨウ素が尿中に排泄されています。チェルノブイリでは少なく、放射性ヨウ

素を背景がありましたが、日本の食生活ではヨウ素を世界一摂取しており、放射性ヨウ素があっても飽和されているため尿中へ大量に排出されています。2016年3月16日の朝日新聞の記事で三春町の12歳以下の子ども延べ2663人の尿中ヨウ素濃度の検査結果報告では、ヨウ素の摂取は十分なされていると報じられています。

　事故による甲状腺がんの多発について論じる場合、こうした放出量と摂取量についての確かなデータも検討され議論する必要があるにもかかわらず、分析対象のバイアスを考慮せずに、がんを発見した人数だけで議論されているのが実態です。

　放射線による確率的影響の有害事象は、被ばく線量が高ければ発生頻度は高くなり、また早期に出現します。しかし、少なかった場合は、発がんなどの放射線の晩発性の影響も発生頻度が少なくなるばかりでなく、発生時期がより晩発性となります。

　このため、ヨウ素摂取量の問題を考えると、福島原発事故では発がんするとしても、より晩発性となる可能性は否定できないのです。もし3年間の先行調査で発見された甲状腺がんが放射線由来だとすれば、がんの自然史の常識を覆すほどの超スピードがんであり、被ばく線量もチェルノブイリ事故以上に高線量だったこととなります。

　また超スピードがんであれば、転移能も高く、極めて予後不良ながんと考える必要があります。診断された症例では3例の低分化がんを含んでいるものの、他の全ては分化型の乳頭がんでした。通常の甲状腺乳頭がんの場合は、こうした超スピードがん的な発育増大を示すことは従来の医学では報告されていません。

　がん罹患者の統計では食生活が大きく関与しており、最近では肉の赤身の摂取が大腸がんの増加に関係しており、日本の食生活の欧米化により、大腸がんが増加しています。甲状腺がんについても、ヨード摂取量が関係している可能性もあります。ヨウ素不足が甲状腺の発がんを促進するという知見もありますが、日本人の中年女性では、海藻摂取量が多いほど閉経後女性の甲状腺がんリスクが高まると言う報告[6]もあります。食生活や生活環境などの多くの要因が絡んだ状況のなかで、一つの医学

150　第Ⅱ部　放射線の闇の世界を考える

図表4－8　2015年11月30日までに判明している甲状腺がんの発見者数

| 検査 | 実施期間 | B.結果判定者数（%） | C.悪性（疑）者数 | 確率（C/B） | 男女比 | 平均年齢（震災当時） | 平均腫瘍径（mm） | 手術例 |
|---|---|---|---|---|---|---|---|---|
| 先行検査 | 2011年度 | 41,810 (100) | 15 | 1/2787 | 5:10 | 15.7±1.9 | 14.1±6.6 | 15（良性1例） |
| | 2012年度 | 161,129 (100) | 56 | 1/2877 | 21:35 | 14.9±2.6 | 14.5±7.8 | 52 |
| | 2013年度 | 119,328 (100) | 42 | 1/2841 | 12:30 | 14.5±2.8 | 13.8±8.4 | 32 |
| | 合計 | 322,267 (100) | 113 | 1/2852 | 38:75 | 14.8±2.6 | 14.2±7.8 | 99 |
| 本格検査 | 2014年度 | 151,410 (70.5) | 39 | 1/4680 | 16:23 | 13.2±3.2 (6〜18) | 9.6±4.6 (5.3〜30.1) | 15（乳頭がん15） |
| | 2015年度 | 31,137 (66.4) | | | | | | |
| | 合計 | 182,547 | 39 | 1/4680 | | | | |

的結論を引き出すことは簡単ではありません。

## 2　甲状腺検査結果を考える

### ◇超音波診断装置を用いた甲状腺検査

　2011年10月より福島県民健康管理センターで、18歳以下を対象に超音波診断装置による甲状腺検査が開始されました。その結果、2015年11月30日の報告では、「悪性または悪性疑い」が152人となっています。その内容を図表4－8に示します。

　2011年10月から2013年まで3年間で行なわれた先行調査の結果、32万3267人の結果判定者の中で113人が「悪性または悪性疑い」と報告され、99人が手術を終えています。一例は良性腫瘍だったため98例が術後の病理診断で甲状腺がんと確定しています。また、2014年4月から開始された二巡目の本格検査では、結果判定者18万2547人のうち39人が「悪性または悪性疑い」と診断され、15人が手術されがんと確定されています。

　先行調査の3年間は各年約2800人に1人の確率で発見され、先行調査全体では2852人分の1の確率でした。また、本格検査では4680人分の1の確率です。

図表4-9 判断に迷う甲状腺超音波検査所見

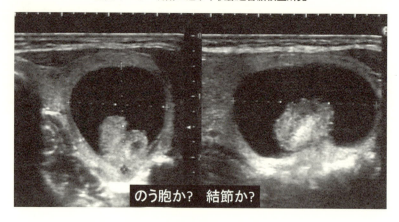

　本来、先行調査で有病者の全員が発見されれば、本格調査では発見率が下がると思われますが、実際には①見落とされた人、②5㎜以下の結節が増大して5㎜以上となり生検が行なわれた人、③びまん性のパターンで結節として捉えにくかった人、④嚢胞（のうほう）と判断したが嚢胞の中に充実性の部分があり、それががん細胞を含んでいた人などが混在した数字だと考えられます。

　検査開始当初は胸腺の迷入やスキルの問題などもあり、見落とされた症例も考えられます。人間が人間を相手にした医学の検査では、パーフェクトは望めず、多少の幅と奥行きを考慮する必要があります。これは今後の発見率を見守るしかありません。

　④のグループの一例として、実際に嚢胞とするか、結節とするか自分で検査していて迷う症例も多いのです。図表4-9にその画像を示します。甲状腺結節は一般人口の4～7％で認められ、そのなかで15～25％は嚢胞性病変と言われています。

　なお、見落としをできるだけ防ぐために、福島県民健康管理センターの検査においては、こうした充実成分を含んだ混合型の場合は結節として判断するように指導しているものの、こうした症例では術者の判断次第で見落とされる可能性を含んでいるのです。

## ◇甲状腺がんの罹患年齢と性差

次に、先行調査における年齢の因子を検討します。小児の定義は15歳以下とされますが、18歳以下の人を対象とした先行調査で発見された甲状腺がん症例112例のうち15歳以下は56人であり、16〜18歳が56人です。このなかには10〜20年後に症状を呈してがんと診断される症例を前倒しして発見している可能性があります。

図表4−10に年齢の詳細をわかりやすくまとめたものを、「甲状腺がん異常多発とこれからの広範な障害の増加を考える」(医療問題研究会編著、11頁、耕文社、2015年) より引用し掲載させていただきました。チェルノブイリ事故では事故時0〜5歳児の放射線感受性の高い小児が多く発見されましたが、福島では事故当時0〜5歳の小児にはまだがんは発見されていません。

次に、男女比についても触れておきます。甲状腺の病気は、機能異常としては甲状腺機能低下症と甲状腺機能亢進症に分けられます。慢性甲状腺炎でいわゆる橋本病となれば、機能低下になったりします。機能亢進の代表的な疾患はバセドウ病です。また、形態学的な疾患としては腫瘤性病変があり、これは結節性甲状腺腫と嚢胞に分けられます。嚢胞は大きくなっても圧迫症状がなければ放置していても問題ありませんが、結節の場合は腫瘍であり良性の甲状腺腫と悪性の甲状腺がんが混在しており、経過観察が必要となります。

一般にこうした結節では1〜2割ががんを含んでいるとされています。こうした甲状腺の病気は圧倒的に女性が多く、男性の橋本病もバセドウ病も多くはありません。また、甲状腺がんも男女比は1対3〜5であり、30〜60歳の女性に多くなります。これは、成人の男女のホルモン環境の違いが関与している可能性が考えられます。

女性に機能異常も含めて甲状腺疾患が多いため、病院を受診し検査を受ける女性は男性に比較して数倍多くなります。したがって、検査過程で甲状腺がんが発見される女性が多いという、受診者数の違いによるバイアスも考慮する必要があります。福島でのスクリーニング検査で男女比は1対2前後となっているのは、成人期前の男女のホルモン環境や、

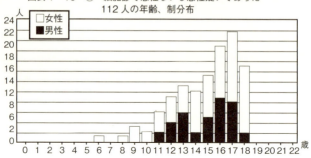

図表4-10　甲状腺がん症例の年齢分布

図表4-10-①　細胞診で悪性ないし悪性疑いであった112人の年齢、性分布

図表4-10-②　2011年3月11日時点の年齢による分布

|  | 0～5歳 | 6～10歳 | 11～15歳 | 16～18歳 | 合計 |
|---|---|---|---|---|---|
| 1次検査受診者（人） | 87,416 | 91,961 | 85,842 | 34,324 | 299,543 |
| 甲状腺がん患者数（人） | 0 | 7 | 49 | 56 | 112 |
| 発見率（対10万人） | 0 | 7.6 | 57.1 | 163.2 | 37.4 |
| がん患者1人当たりの受診者数（人） |  | 13,137 | 1,752 | 613 | 2,675 |

|  | 0～10歳 | 11～18歳 | 合計 |
|---|---|---|---|
| 1次検査受診者（人） | 179,377 | 120,166 | 299,543 |
| 甲状腺がん患者数（人） | 7 | 105 | 112 |
| 発見率（対10万人） | 3.9 | 87.4 | 37.4 |
| がん患者1人当たりの受診者数（人） | 25,625 | 1,144 | 2,675 |

注：甲状腺がん患者には、1名のがんでない人も含まれています。がんの年齢別人数にはこの1名も含めたものだけが発表されているので、合計は112名となっています。全体の0.9％にすぎないので、結果にはほとんど影響しません。

ほぼ男女同数の被検者数であることなどががん保有の男女比の比率を少なくしていると考えられます。

◇スクリーニング検査のA2判定を考える

　超音波検査においては、5mm以下の結節と、20mm以下の囊胞はA2判定とされていますが、囊胞保有者の頻度が多く不安を与えています。チ

図表4−11　超音波画像の解像度の違い

チェルノブイリでの超音波画像　　　　現在の福島での超音波装置画像

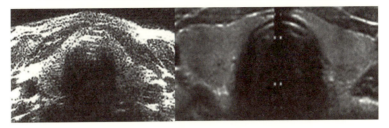

図表4−12　典型的なA2判定の所見
小児甲状腺内の多発性小囊胞の医学的意味は？
＊多発性、＊背側・足側・外側（発育増大方向）、＊左右に同様な所見

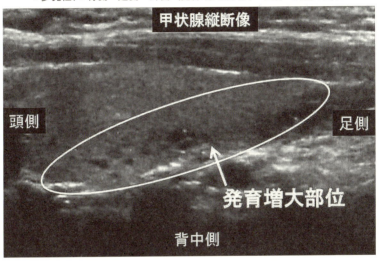

ェルノブイリでは当時のエコー画像の限界もあり、5 mm以上の囊胞を検出し、その頻度は0.5％前後と報告されていました。当時の画像と現在の画像の比較を図表4−11に示しますが、25年前の画像解像度は荒かったため、チェルノブイリでは5 mm以上の囊胞を拾い上げていますが、日本では高精度の機器を使用しているため1 mm以上の囊胞をA2判定としています。

第4章　原発事故による甲状腺がんの問題についての考察　155

しかし実際に検査をしていると、嚢胞のサイズが大きいものは少なく、1㎜以下の黒点としか言いようのない所見も多いようです。A2判定となる多発性嚢胞の一例を図表4−12に示します。多くは1〜3㎜程度の嚢胞が多く、嚢胞内には白い粒状の所見も見られ、典型的なコロイド嚢胞の像を呈しています。この嚢胞検出率の数値は非常に高いので、その医学的な意味を考えてみました。

　こうした現象の医学的意味について、私の現在の結論は、甲状腺組織が増大する発育期の過程における対応でしかないと考えています。これはあくまでも私の個人的な仮説です。発育期の小児甲状腺内の小嚢胞は次のような特徴があります。

　①　多発性である。
　②　背側・足側・外側（発育増大方向）にある。
　③　左右ともに同様な所見である。
　④　年齢と関係している。

　こうした小嚢胞の多発像はA2判定例の約98％の人に認められます。「たらちね」で検査した年齢別の嚢胞保有率と照合すると、甲状腺が増大時期に達していない幼少の子どもにはあまり見られず、成長期の小学生から出現し中学生や高校生に多く、成人となれば消失・減少しています。成人になるころには細胞増殖や細胞構築が完成し、間隙を埋めて大人の充実性の甲状腺組織の画像となるようです。

　もちろん全ての嚢胞状所見が消失せず、成人になっても残存することもありますが、病的な意味はありません。ヨウ素摂取が多い日本人は細胞が増殖して充実性の甲状腺組織となる過程で、細胞で埋め尽くすスピードが追いつかず、細胞間に隙間が生じます。その隙間に甲状腺ホルモンをつくる液性成分が貯まり、画像上は小さな黒点となり、ある大きさになれば嚢胞と表現される所見を呈するものと考えられます。

　ちなみに、この所見は家族性があり、ヨウ素摂取が少ない家庭の兄弟は嚢胞が少なく、多い家族は兄弟がともに多発性嚢胞を所有しています。

　当初A2判定が多かったため、「市民と科学者の内部被ばく問題研究会」は2012年7月20日付けで、抗議と要請文を小宮山厚生労働省大臣

（当時）、福島県知事、山下俊一（福島県民健康管理センター長）の三者に提出しました。その要請内容の主なものは以下の諸点になります。

① 超音波画像等の検査結果を被験者本人または保護者に渡すこと。
② 甲状腺超音波検査を低放射線汚染地域の子どもたちに実施し比較することすること。
③ 全国の甲状腺専門医による検査体制を作ること。
④ 所見のあった被験者は年1回の検査をすること。

　こうした動きのなかで、他県でも検査を行なった結果では、A2判定者は青森県（57.6％）、山梨県（69.3％）、長崎県（42.5％）であり、同様な頻度となっていました。また、県外の推薦した医療機関でも検査ができるようになりました。

　しかし、長期的に検査を継続する必要があり、その検査を全国どこでも経済的な負担なしで受けられるようにするために、為政者に「検査を受ける権利を証明する書類」を発行させることです。今必要なのは、このような長期的な検査体制を構築することにあります。

　解像度の高い最近の超音波装置を用いて小児の検査をしたことがなかったため、発育期にこうした現象が生じていることを認知していなかったのです。福島の検査においては1mm以上の嚢胞を拾い上げ、あたかも異常所見としてA2判定としているため、説明もしないので不安を与えていますが、画像を渡し、医学的な意味を説明すべきです。

　そのため、私も関係して検診を勧めているNPO法人いわき放射能市民測定室「たらちね」の甲状腺検診プロジェクトでは、2015年4月からはA2判定を3つに亜分類して集計することとしています。図表4-13にそのA2判定の3亜分類を示します。

　A2判定の亜分類は、A2aは20mm以下の嚢胞が主に甲状腺の増大部位方向に見られ成長期の反応と考えられるもの、A2bは20mm以下の嚢胞でも上記のものとは区別し何らかの原因で変性し嚢胞を形成しているもの、A2cは5mm以下の結節としています。こうした亜分類で検査結果

第4章　原発事故による甲状腺がんの問題についての考察　157

図表4－13　A2判定の亜分類

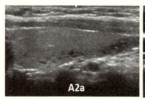
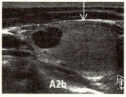
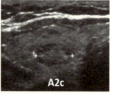

をまとめると、A2aが約98％、A2bが約1％、A2cが約1％となります。

なお、長期的には放射線の影響で甲状腺機能低下が生じる可能性もあることから、採血による甲状腺関連のホルモン測定も適時行なわれることも望まれます。

### ◇多発説を考える

次の問題は多発説の問題です。福島で発見された甲状腺がんの原因の大部分は被ばくと考えるのか、それとも一部には被ばくによるものが含まれていると考えるのか、または自然発生がんをスクリーニング検査で発見されていると考えるのか、見解がわかれています。

そこでまず、そもそも日本にどの程度の甲状腺がん罹患者がいるのかを見てみます。図表4－14は国立がん研究センターから報告されている2015年の主ながん腫別の予測がん罹患者数ですが、甲状腺がんの罹患者数は1万7900人と予測されています。

これは発症し病院を受診した患者数の全てではありませんが、地域がん登録や「がん診療連携拠点病院」の院内がん登録から予測された今年の予測罹患者数です。

しかし、甲状腺がんの90％以上を占める乳頭がんの場合は、ゆっくりがんの代表的な疾患です。この場合は来年以降にも病院を受診する人もいます。有病期間中の人で今年病院を受診し診断された人が罹患者としてカウントされるので、日本の全人口1億2700万人で割ると、1億2700万人÷1万7900人＝7095人で、7095人に1人となります。

このため、甲状腺がんの有病期間（保有期間）を10年と考えると、約700人に1人が甲状腺がんを保有していることになります。また有病

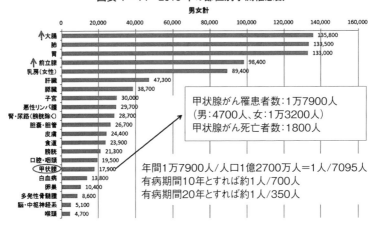

期間を20年とすると350人に1人となります。自然発生の甲状腺がんは、この程度の頻度であると考えられるのです。甲状腺乳頭がんのような緩慢に進行するがんの場合は無症状のまま有病期間も長く、10～20年と考えても過大な数字ではありません。

甲状腺の悪性新生物の病理組織型は、分化がん（乳頭がん、濾胞がん）、低分化がん、未分化がん、髄様がん、悪性リンパ腫などですが、圧倒的に日本では乳頭がんが多く90～95％を占めています。多くは分化型ですが、乳頭がんと濾胞がんに関して、最近は高分化型と低分化型に分けています。

現在まで福島での検診の結果、3例の低分化がんが含まれていますが、これはおそらく乳頭がんの低分化がんと考えられます。欧米と比較した場合、分化がんのうち乳頭がんの頻度が高いことが日本の疫学的特徴であり、これはヨード摂取量の多い食文化が関係していると考えられています。

次に、図表4－15に日本癌治療学会の甲状腺腫瘍に関するがん診療ガイドラインから引用した本邦の甲状腺がん推定罹患者数の推移を示します。これを見ると、1980～90年までは急増し、それ以降も増加を続け

第4章 原発事故による甲状腺がんの問題についての考察　159

図表4-15　甲状腺がんの推定患者数の年次推移

| 年 | 罹患数 | | |
|---|---|---|---|
| | 計 | 男性 | 女性 |
| 1975 | 1,691 | 288 | 1,403 |
| 1980 | 2,996 | 821 | 2,175 |
| 1985 | 5,001 | 1,108 | 3,893 |
| 1990 | 7,685 | 1,291 | 6,394 |
| 1995 | 6,918 | 1,426 | 5,492 |
| 2000 | 7,888 | 1,642 | 6,246 |
| 2001 | 7,857 | 1,758 | 6,099 |
| 2002 | 7,266 | 1,621 | 5,645 |
| 2003 | 8,069 | 2,023 | 6,046 |

ていることがわかります。

　1974年に発表されたCT装置が1980年代に全国に普及し始めて、他の疾患の検査中に甲状腺腫瘍が発見され出したことが最も大きな理由です。頭頸部がん、食道がん、肺がん、乳がん等では頸部まで含めてCT撮影を行なうことから、甲状腺偶発腫瘍が高頻度に発見されているのです。

　2000年以降はFDG－PETでも甲状腺偶発腫瘍が発見されることから患者数が増加していると思われます。また、増加した乳がんの診療過程で、超音波装置による甲状腺がんの発見も加わっています。さらに最近では、循環器領域や生活習慣病の健診などで、超音波装置で頸動脈の動脈硬化の評価が行なわれており、甲状腺疾患が指摘されています。

　このように、進行が緩慢で無症状で経過する有病期間の長い疾患ほど、検査すればがんの発見が増加するのは当たり前なのです。このため私は、先行調査で約32万人のスクリーニング検査をして112人ががんと診断され、2852人に1人の割合で発見されても異常に多い数字であるとは言えないと判断しています。なお、厳密には、15歳以下の小児では5704分の1の確率となります。

　がんの増大や進行速度はがん種によってまちまちです。図表4－16にがんの進行速度と検診の効果に関する概念図を示しますが、甲状腺乳頭がんは図表4－16の中では④のグループに属する最も緩慢な経過をたどるゆっくり増大する疾患であり、検診を行なえば多数発見できる疾

160　第Ⅱ部　放射線の闇の世界を考える

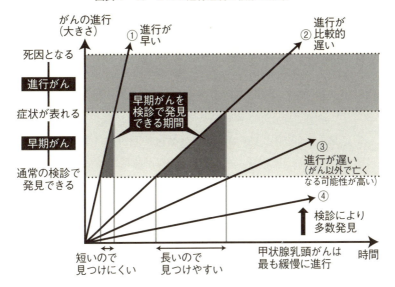

図表4-16 がんの進行速度と検診の効果

患なのです。

　さらに、超音波装置による30歳以上の女性を対象とした甲状腺がんの検診では、最大径1cm以下は微小がんと定義されていますが、多数の甲状腺微小がんが発見されています。この報告においては、腫瘍径が3mm以上で3.5%、7mm以上で1.5%、10mm位以上0.9%ががんと診断され、3～9mmの乳頭がんは女性1万人当たり262人（38人に1人）と推定されています。また微小がん症例においても13.5～64.1%にリンパ節転移が認められています[7]。

　また、50代男性自衛隊員6182名の検診では、腫瘍径3mm超の結節を保有していた924名（14.9%）のうち19名（0.31%）に甲状腺がんが発見されていますが、これは325人に1人の確率です[8]。

　母数が少ないため参考程度ですが、2869名の高校生を対象とした触診による検診では1名の甲状腺がんが発見されています[9]。

　健常成人を対象としたがんスクリーニング検査の場合では、1.2～2.3%[10]～[12]に甲状腺偶発腫瘍を認め、そのうちの5.3～1.7%に甲状腺悪

性腫瘍を認めたとの報告もあります。

　また、2010～2013年度の札幌厚生病院の人間ドックでの甲状腺超音波検査では、延べ受診者数2万5122人のうち56名（男性30名、女性24名）が甲状腺がんと診断されており、40歳以上の人間ドックを受ける集団での甲状腺がんの推定頻度は0.76％と報告されています[13]。これは約130人に1人の割合で発見されていることになります。

　さらに、韓国では乳がん検診時に甲状腺も超音波診断装置で同時に検査した結果、年間の甲状腺がん発見者数は1993～2011年の18年間で15倍に増え、2011年には10万人当たり約100人が発見されています[14]。

　このように甲状腺がんは決して稀な疾患ではなく、検査を行なえば日常臨床ではしばしば遭遇するがんなのです。

　日本癌治療学会の甲状腺腫瘍に関するがん診療ガイドラインでは、小児甲状腺がんは稀少な疾患でそのほとんどは乳頭がんであり、びまん性硬化型乳頭がんの組織型を示すことも多いとされています。この場合は診断過程で見逃されるリスクがあると思われ、先行調査で正常と判断された症例でも、次回の検査でがんが発見される可能性も否定できないのです。

## ◇小児甲状腺がんについて

　甲状腺がんはヨード摂取量やホルモン環境等が重要な因子と考えられていますが、科学的に十分に因果関係は立証されていません。しかし、放射線被ばくが甲状腺がん発生を増加させることは、広島・長崎の被ばく者調査やチェルノブイリ原発事故の被害者調査などの疫学調査で立証されています。また、被ばく線量との相関や被ばく時年齢が若いほど甲状腺がん発症リスクは高まるとされています。

　小児・若年者が発がんしやすいのは甲状腺組織が増大発育の時期に被ばくを受け、感受性が高いことによります。被ばくによる子どもの甲状腺がんは成人と異なり、増殖スピードが速く、別物であると唱える人もいます。臨床的な特徴は成人と差異があり、頸部リンパ節転移や腫瘍の局所浸潤が強いとされています。

162　第Ⅱ部　放射線の闇の世界を考える

また治療後の再発も多く、再発は初期治療の20年後まで起こるとされています。肺への遠隔転移を有する頻度が高く、小児の乳頭がんは生涯にわたる経過観察を必要とされています。発見時の小児乳頭がんは一見して進行した状態にあり、再発も多いのですが、適切な初期治療と術後の処置により、長期の生命予後は成人に比較すると多少は良好であるとされています。しかし、注意すべきことは、これらの知見はチェルノブイリ事故で発生した甲状腺がんの経験から導き出されたものということです。

　成人よりも予後がよいというのは、小児であるからというよりも、無症状の段階で診断され治療されていることが大きく関与しているとも考えられます。しかし、転移していても予後は良好であると言えるのか不明です。

　一方で、成人の甲状腺乳頭がんは増殖速度が極めて遅いことは周知の事実であり、また甲状腺がんは前頸部の腫瘤や反回神経麻痺による嗄声（声がかすれる）等で発症し、かなり進行しなければ自覚症状が出ません。このため1㎝程度のサイズでは無症状であり、緩慢な進行で予後がよい疾患なので、潜伏がんも多く、甲状腺潜在がん（死後剖検により存在を確認）は3〜30％の報告があります。その多くは腫瘍径5㎜以下の乳頭がんです。したがって、先行調査で発見された112人（15歳以下の小児が56人、16〜18歳が56人）が、検査すれば発見できる可能性のある人たちだったことは否定できないのです。

　また放射線由来かどうかは、ドイツからの報告が判断材料の一つとなるかもしれません。チェルノブイリで被ばくした甲状腺がん患者の染色体を調査したドイツの研究者から、2011年に染色体検査の報告がなされています。

　それによると、チェルノブイリで被ばくした25歳以下の甲状腺乳頭がん患者33名と、1987年1月以降に産まれて被ばくしていない25歳以下の甲状腺乳頭がん患者19名の染色体を比較した結果、被ばく者群では39％に「7q11（7番染色体のq11領域）」にコピー数多型が確認されています[15]。

第4章　原発事故による甲状腺がんの問題についての考察　163

したがって、福島の子どもたちの甲状腺がんが放射線由来かどうかは
この染色体検査を行なうべきですが、行なっていないようです。がんと
診断され切除したものを標本として使用するので、患者さんの負担は
なく倫理的にも許される検査ですが、検査しないことが不思議です。約
40％に「7 q 11」に異常が出なくても、一例でも出現すれば、放射線由
来の甲状腺がんの可能性を強く示唆できるからです。

## 3　甲状腺がんへの対応

### ◇治療について

　甲状腺乳頭がんの治療に関しては、基本的には外科的切除治療となり
ます。遠隔転移やリンパ節転移、周囲組織への浸潤を伴う場合には、追
加治療として、アブレーション（放射性ヨウ素剤の内服による残存甲状
腺がん細胞の除去）が行なわれます。そのため、生検でがん細胞が証明
された症例は、主に福島県立医大甲状腺内分泌外科で手術的切除が行
なわれています。その部長である鈴木眞一氏が「手術の適応症例につ
いて」という小文の報告を2015年8月31日に発表しています。その内容
は2015年3月31日現在までに、外科手術を施行し悪性と診断されたた
96名の詳細です。病理結果は93例が乳頭がん、3例が低分化がんです。
以下にその文章を引用します。

　「術前診断では、腫瘍径10㎜超は63例（66％）、10㎜以下は33例
（34％）であった。また、10㎜以下33例のうちリンパ節転移、軽度甲
状腺外浸潤、遠隔転移が疑われるものは8例（8％）、疑われないも
の（cT1acN0cM0）は25例（25％）であった。この25例のうち22例は
気管や反回神経に近接もしくは軽度の甲状腺被膜外への進展が疑わ
れ、残りの3例は非手術経過観察も勧めたが本人の希望で手術となっ
た。なお、リンパ節転移は全症例中23例（24％）が陽性であり、遠
隔転移は2例（2％）に多発性肺転移を疑った。術式は、甲状腺全摘
6例（6％）、片葉切除90例（94％）、リンパ節郭清は全例に実施し、
中央領域のみ実施が80％、外側領域まで実施が20％であった。出来

る限り3cmの小切開創にて行った。術後病理診断では、軽度甲状腺外浸潤のあった14例を除いた腫瘍径10㎜以下は28例（29％）であった。リンパ節転移、甲状腺外浸潤、遠隔転移のないもの（pT1a pN0 M0）は8例（8％）であった。 全症例96例のうち軽度甲状腺外浸潤（pEX1）は38例（39％）に認め、リンパ節転移は72例（74％）が陽性であった。術後合併症（術後出血、永続的反回神経麻痺、副甲状腺機能低下症、片葉切除後の甲状腺機能低下）は認めていない。

　―中略―

　小児甲状腺がんの場合、術前診断で大きなリンパ節転移や著明な甲状腺外浸潤（pEX2）、遠隔転移などを認めている場合はハイリスク群とされ予後不良なことが多く、がんが甲状腺の片側に限局していても全摘が勧められる。しかし、リンパ節転移や軽度甲状腺外浸潤などが、術前には明らかではなく、術後（切除後）の病理診断で初めて認められた場合は、これらの所見は、生命予後とは関連しないと言われている。従ってこれらの所見があるからといって全てが予後不良であるわけではないが、切除しなかった場合でも予後が良いかは不明であり、切除しなくてもよいという根拠にはならない。このあたりの議論は注意を要するもので経過をさらに見守っていきたいと考えている。甲状腺は全摘すればその後はホルモン剤の服用を続ける必要があるが、片側が残っていれば残りの臓器がこれまでの機能を補うため、ホルモン剤を飲む必要もなく手術前と変わらない生活を送ることが出来る。よって当院では、明らかなハイリスク症例以外は片葉切除を選択し、患者様のQOL維持に努めている。」


　こうした治療方針や対応は通常の臨床行為として行なわれているものです。一言で言えばほぼ症例ごとにその時点でベストと判断した治療が行なわれていると考えられます。

　甲状腺腫瘍における悪性度を高める理学所見は、結節の周囲組織への浸潤と固定、リンパ節転移の有無、声帯の麻痺（嗄声）、4cm以上の結節、呼吸困難、嚥下困難、咳そうなどですが、こうした症状は進行した

場合に生じるものです。

## ◇甲状腺がんの進行度とリンパ節転移の問題

友松佑妃氏ら[16]は、甲状腺乳頭がん5917症例のデータをもとに、腫瘍の大きさとリンパ節転移の頻度や予後を分析しました。その結果、腫瘍径が大きくなれば全体としてリンパ節転移の頻度は増加するだけでなく、外側区域リンパ節転移が増加し、また腫瘍再発率も増加し、生命予後（生命が維持できるかどうかの予測）も悪化するとしています。このため、リンパ節転移は予後への危険因子となることから、ほとんど無症状であるとは言え、甲状腺乳頭がんも他の腫瘍と同様に、できるだけ早期に治療することが望ましいとしています。

放射線誘発甲状腺がんの場合は多発性の要素があるため全摘が原則ですが、福島県立医科大学での手術は放射性誘発がんとは判断していないため、手術時の切開を約3cm程度とし、患側の甲状腺半葉切除と近傍の中央区域リンパ節郭清を標準的な術式としているようです。患側の半葉切除の場合は、術後のホルモン補充療法は必要ないため、患者さんの負担は少なくなります。

医師が患者さんの顔を見て、チームとして医療行為を行なう場合、参加している人たちがほぼ納得できる手術が行なわれるものです。少数例で再発したりしてもそれは結果論であり、医療に内包する不確実性の問題です。ただ今後、放射線誘発がんの場合は、切除しなかった残存している甲状腺に新たながんが出現することがあり、経過観察が必要です。

図表4—17に甲状腺がんのTNM分類と臨床病期分類を示します。原発巣の最大径が1cm以下は微小がんであり、2cmまでがT1であり、2～4cmまでがT2、4cmを超えた場合がT3です。また、被膜を超えて周囲の筋肉や脂肪組織に浸潤すればT4となります。

頸部リンパ節は中央区域リンパ節領域に転移がある場合はN1a、外側区域リンパ節領域に転移があればN1bとなります。こうした原発巣とリンパ節転移の有無、そして遠隔臓器の転移の有無で最終的に臨床病期が決められています。

図表４－17　甲状腺がんのTNM分類と臨床病期

甲状腺がんのTNM分類

T1：甲状腺に限局し、最大径が2cm以下
　T1a：最大径が1cm以下の腫瘍（微小癌）
　T1b：最大径が1cmを越え2cm以下の腫瘍
T2：甲状腺に限局し、最大径が2cmを越
　　え、4cm以下の腫瘍
T3：甲状腺に限局し、最大径が4cmを越
　　る腫瘍、または大きさを問わず甲状腺
　　の被膜外に微小浸潤する腫瘍
T4：大きさを問わず、甲状腺の被膜を越え
　　て胸骨甲状筋、周囲脂肪以外の臓器に
　　浸潤する腫瘍
　T4a：周囲臓器に浸潤するが、頸動脈、
　　　　縦隔の大血管などへの浸潤は除外
　T4b：頸動脈などの大血管、椎骨前筋群
　　　　の筋膜へ進展する腫瘍
N0：所属リンパ節転移なし
N1：所属リンパ節転移あり
　N1a：頸部中央区域リンパ節に転移あり
　N1b：一側もしくは両側・対側の頸部外
　　　　側区域リンパ節、または上縦隔リ
　　　　ンパ節に転移あり
M0：遠隔転移を認めない
M1：遠隔転移を認める

甲状腺がんの臨床病期分類
（乳頭がんまたは濾胞がんの場合）

45歳未満ならば
病期Ⅰ：腫瘍径、浸潤程度、リンパ節転移
　　　　の如何に関わらず　M0
病期Ⅱ：腫瘍径、浸潤程度、リンパ節転移
　　　　の如何に関わらず　M1

45歳以上の乳頭がん、濾胞がん、髄様がん
の場合
病期1：T1N0M0
病期2：T2N0M0
病期3：T3N0M0、T1、T2、T3N1aM0
病期4A：T1、T2、T3N1bM0、T4aN0,N1M0
病期4B：T4bN0、N1M0
病期4C：T1、T2、T3、T4N0、N1M1

　通常、がんの進行度を示す臨床病期はⅠ期〜Ⅳ期に分けていますが、幸い45歳未満の甲状腺乳頭がんはリンパ節転移があっても予後が良好であるため、Ⅰ期とⅡ期しかありません。遠隔転移がある場合はⅡ期となりますが、リンパ節転移があってもⅠ期とされており、がん腫の中で最も予後良好なやや特殊ながんです。これはリンパ節転移の有無がさほど予後を大きく左右しないためであり、またリンパ節転移した状態が長く続くことを意味します。

　しかし、多数のリンパ節転移があったり、外側区域リンパ節にも転移があれば、予後は不良となります。また甲状腺がんの原発巣のサイズが大きくなればリンパ節転移の確率も高くなり、また肺などへの遠隔転移のリスクも高まります。特に4cm以上となれば肺転移があっても不思議ではありません。

　この病期分類に従えば、福島で発見された症例は3例の肺転移例はⅡ期ですが、それ以外は全てⅠ期となります。しかしⅠ期と言えども、原発巣が甲状腺被膜に浸潤すれば手術してもがん細胞が残存するリスクが

第4章　原発事故による甲状腺がんの問題についての考察　167

**図表4－18　頸部リンパ節の区分**

頸部リンパ節区分（浅頸リンパ節を除く）
（頭頸部癌取扱い規約より）

甲状腺がんで最も転移する特有のリンパ節

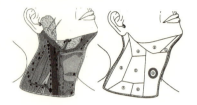

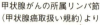

（Ⅰ）喉頭前　　（Ⅵ）下内深頸
（Ⅱ）気管前　　（Ⅶ）外深頸
（Ⅲ）気管傍　　（Ⅷ）顎下
（Ⅳ）甲状腺周囲　（Ⅸ）オトガイ下
（Ⅴ）上内深頸　（Ⅹ）浅頸

オトガイ下リンパ節……………………………………①
顎下リンパ節……………………………………………②
前頸部リンパ節（喉頭前・甲状腺前・気管前・気管傍）……③
側頸リンパ節……内深頸リンパ節……上内深頸リンパ節……④
　　　　　　　　　　　　　　　　　中内深頸リンパ節……⑤
　　　　　　　　　　　　　　　　　下内深頸リンパ節……⑥
　　　　　　　外深頸リンパ節……鎖骨上窩リンパ節……⑦
　　　　　　　　　　　　　　　　副神経リンパ節………⑧

甲状腺がんの所属リンパ節
（甲状腺癌取扱い規約）より

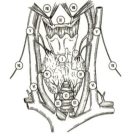

高まり、またサイズの増大に伴って頸部リンパ節転移のリスクも高まり、予後も不良となります。

　リンパ節の亜部位図を図表4－18に示します。通常の頭頸部がんでは日本頭頸部癌学会の頭頸部癌取扱い規約に基づいて考えますが、甲状腺がんに関しては特に甲状腺癌取扱い規約で別に定めています。この規約では、外側区域リンパ節と中央区域リンパ節に2分しています。

　中央区域リンパ節は、頭頸部癌取扱い規約で③番の前頸部リンパ節に該当し、これを甲状腺癌取扱い規約では（Ⅰ）喉頭前、（Ⅱ）気管前、（Ⅲ）気管傍、（Ⅳ）甲状腺周囲、の4亜部位に細分類しています。一概に頸部リンパ節転移といっても、どこの部位のリンパ節転移かも大きな問題となります。通常の頭頸部がんにおいては頸静脈沿いのリンパ節に転移しますが、甲状腺がんの場合は少し特殊であり、予後も異なるためN1aとN1bに分けているのです。

　甲状腺組織は、リンパ流が豊富な臓器であり、成人の甲状腺乳頭がんでは60％前後のリンパ節転移が見られます。その多くはこの中央区域

### 図表4－19　頸部リンパ節転移の代表的な報告

乳頭がん手術症例（新鮮例504例、2次例64例、1977〜90年）
★気管前・傍郭清は新鮮症例454例に施行、287例（63％）に転移あり

① 腫瘍最大径からみた気管前・傍リンパ節転移

| 最大腫瘍径 | 〜5mm | 6〜10mm | 11〜20mm | 20〜30mm | 31〜40mm | 41mm〜 | |
|---|---|---|---|---|---|---|---|
| 転移あり | 10/50<br>(20%) | 42/83<br>(51%) | 97/146<br>(66%) | 73/95<br>(77%) | 21/28<br>(75%) | 44/52<br>(85%) | 287/454<br>(63%) |

出所：高橋久昭ほか（癌研究会付属病院頭頸科）「頭頸部外科」2、49〜57頁、1992年。

② 組織型別にみた甲状腺がん（愛知県がんセンター中央病院1997-2007, 386例）

| 組織型 | 分化がん | | 低分化がん | 髄様がん | 未分化がん |
|---|---|---|---|---|---|
| | 乳頭がん | 濾胞がん | | | |
| 頻度 | 92% | 3% | 2% | 2% | 2% |
| 好発年齢（平均） | 52〜54歳 | | 59歳 | 52歳 | 高年 |
| 周囲への浸潤 | 49% | 17% | 89% | 87% | 強い |
| 頸部リンパ節転移 | 69% | 0% | 89% | 87% | |
| 血行性転移 | 7% | 17% | 44% | 0% | |
| 10年生存率 | 92% | 100% | 56%（5年） | 73% | |

http://www.pref.aichi.jp/cancer-canter/hosp/12knowledge/iroirona_gan/16kojosen.html

リンパ節です。進行すれば外側区域リンパ節にも転移を生じるのです。

　したがって、行なわれた手術が3cm程度の皮膚切開で80％が中央区域リンパ節だけの郭清を行なっています。このため74％の転移率とされていますが、甲状腺はリンパ流が豊富な臓器であり、決して異常に多いものとは言えません。一括して頸部リンパ節転移といっても通常の頸静脈沿いのリンパ節ではなく、甲状腺がんでは高率に転移する中央区域リンパ節転移です。大人の場合の甲状腺乳頭がんの頸部リンパ節転移に関する代表的な報告を図表4－19に示します。

　この癌研病院の報告では、1cm以下の微小がんでも甲状腺周囲の気管前・気管傍リンパ節には51％の転移が認められています。こうした過去の報告を考慮すれば、今回の先行調査で発見された若年者でリンパ節転移が非常に多いとか、肺転移が3例あり、進行が特段に早いスピードであるとは言えないのです。そして、腫瘍サイズが大きい例では肺転移も起こり得ます。また、愛知県がんセンターの報告でも69％に頸部リ

第4章　原発事故による甲状腺がんの問題についての考察　169

ンパ節転移が認められています。

## ◇甲状腺がんの予後

甲状腺がんは、前立腺がんと並んで最も治療成績のよい疾患です。そのなかでも、チェルノブイリの知見から、幸い小児甲状腺がんは成人よりも予後がよいとされています。その理由の一つは、小児・若年者という年齢の違いではなく、無症状で発見し治療していることが最大の理由と私は考えています。

なお、チェルノブイリでの甲状腺がんの治療は原則として甲状腺全摘を行い、62.7％は放射性ヨウ素治療（アブレーション）が行なわれており、10年生存率は98.8％です。

予後良好な疾患とはいえ、高齢者のがんと違い子どもの場合は60〜80年の残された人生があります。長期的に見ればがんが発見されたことは、健常者と比較すればハンディを背負いかねないこととなり、不幸なことです。今後も慎重に経過観察して、再発しても早期に対応する必要があります。

過剰診断・過剰治療という批判もあるようですが、行なわれている検査は明らかにハイリスク群の検査であり、過剰診断とは言えないものです。また、がんと診断されても比較的悪性度の高い腫瘍ではないことから、手術する時期はタイミングを見計らって施行すればよいことです。高齢者と違って長い人生が待っている子どもが、がんと診断されても放置するわけにはいきません。

ちなみに、一般的な手術適応としていわれていることは、①リンパ節転移や遠隔転移の明らかな症例、②反回神経に浸潤してすでに声帯麻痺がある症例、③細胞診上で異型性が強い症例（低分化型）、④がんが気管に接していたり、反回神経の走行経路にある症例、⑤経過観察中にサイズの増大を認めたり、リンパ節転移が出現した症例では微小がんのハイリスク群として手術すべきとされています。

こうした適応を考えれば、現在福島県で手術された症例は結果として全体としておおむね過剰治療と言えるものではありません。同じ甲状腺

がんでも、80歳で見つけた人と15歳で見つけた人を同一に論じることはできないのです。

1cm以下は微小がんとなされていますが、微小がんの場合は、より長期的に経過観察して手術時期を考える時間的な余裕はありますが、今回の手術例のうち33例（34％）が10mm以下の微小がんでした。こうした早期のレベルで発見していますので、発見者数が増加しているのです。

微小乳頭がんの場合は、がんが明らかに増大したものは、年間で6.4％、10年間で15.9％であり、新たなリンパ節転移の出現率についても、年間で1.4％、10年間で3.4％と低率であるといわれていることから、より余裕を持って対応できるのです。

甲状腺がんの手術のポイントは、①連続臓器としての切除技術、②頸部リンパ節廓清の範囲と技術、③反回神経の処理（嗄声を回避）、④残存病巣への I-131内用療法の有無などですが、症例毎の適切な治療が受けられることを望むものです。

## ◇現状の甲状腺がんの発見についての私見

小児甲状腺がんは100万人に2～3人程とされていますが、このデータは過去の不完全な日本のがん登録によるものです。これは症状を呈し、病院を受診し、がん治療を行なったなかの一部の症例が登録され、その登録された患者数をその年齢層の全人口で割ったものです。子どもでも甲状腺がんがこの程度の有病率とは考えにくいことです。

現状までの甲状腺がんの発見者数の報告を受け、福島県民健康管理センターは、チェルノブイリでは事故後4～5年後から発生しており、発見されたがんは放射線由来ではなく、無症状の時期に進歩した診断装置を使用しているので発見率が高いのだと主張し、小児甲状腺がんの増加と放射線影響の因果関係を否定しています。もともとアリバイ工作的な検査を開始して、結論ありきの環境省の専門家会議の姿勢は、不信感を抱かせるものでした。また、被ばくデータの欠如が問題視されながら、最大の原因とされる内部被ばくは考慮せず、過小評価した外部被ばく線量をもとに健康影響を否定する姿勢が色濃く、科学的姿勢とは程遠いも

第4章　原発事故による甲状腺がんの問題についての考察　171

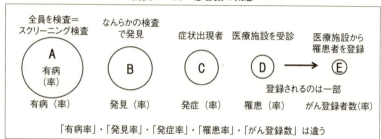

図表4-20　患者数の概念

のです。

　一方で、津田敏秀氏らは有病期間も考慮した統計学的手法で、被ばくによる異常ながんの多発であると以前から主張していましたが、2015年10月には『Epidemiology』の電子版において、「甲状腺がんが他の地域の20～50倍に上がっている」という論文を報告[17]し、放射線被ばくの影響が強く示唆されると結論づけています。

　しかし、現在行なっている検診はほぼ有病者数を調べているようなものです。通常、甲状腺がんは進行しなければ自覚症状が乏しい疾患であり、有病者のうち症状が出現した人が病院を受診します。これは発症者数となりますが、症状を呈しても病院を受診しない人もいます。受診した人は罹患率算出の基となりますが、全ての患者さんががん登録されるわけではありません。

　がん登録は、全国がん登録として2016年1月から診断された症例の届出が準備されましたが、この全国がん登録の登録項目は不備がありすぎて完成度の低いものですが、この問題は本書の第Ⅲ部第5章で論じています。現場の患者の流れや治療法などについて、臨床を知らない人（検診、疫学、統計学等の人たち）が作成しているためです。

　患者数に関する概念を図表4-20に示します。（A）有病者（最大数）と、（E）がん登録された人数（最小数）を比較し結論づけることは無理な話です。

　2011年10月から始まった検診により、2011年度は4万1810人が検査されて14人が甲状腺がんと判明していますので、この数字をベースに検

討するという視点があってもいいと思います。2011年度の検査で発見された14人の平均年齢は15.7±1.9歳であり、平均腫瘍径は14.1±6.6cmでした。

　2011年度の症例は事故後半年〜１年以内の期間に悪性を疑われB判定とされた症例であり、その後の検査と治療でがんと診断された人です。子どもの甲状腺がんは進行が早いといっても１年以内にこれほどのサイズになるとはとうてい考えられず、自然発生で保有していた可能性が高いと考えられます。ＡとＥを比較し多発を叫ぶのではなく、比較するなら2011年の数字と比較するべきです。事故後半年で発見できるほど大きなサイズのがんができるとは考えられないからです。

　最初にがんと確定し報告されたのは2012年９月であり、１年半経過していますので、放射線由来のがんの可能性があるとする人もいますが、１年以内に検査されて悪性を疑われたのであり、精査して悪性と診断されるまでには半年要しただけの話なのです。ゆっくりがんである甲状腺乳頭がんの臨床の現場で、最終診断までの時間的経過を考えれば不思議なことではありません。

　チェルノブイリでは４〜５年目に甲状腺がんの多発が認められましたが、その年齢層を図表４−21に示します。事故時に０〜６歳児に多く発生しています。１年目から数人の甲状腺がんが発見されていますが、これは自然発生していた若年者であると考えられます。

　また松本市長の菅谷昭氏は1990年代にベラルーシで甲状腺がんの手術などの医療援助を行なっていましたが、その時に手術していた420例の事故当時の年齢構成は０〜４歳時が66.2%、５〜９歳が31.4%であり、10〜14歳までが2.4%だったと報告しています[18]。

　放射線感受性の高い幼少児が最初に発がんしていたという事実は、『人間と放射線』の著者で年齢別放射線感受性のテータを示したジョン・W・ゴフマン氏（ローレンス・リバモア国立研究所）の年齢感受性のことを考えると医学的に極めて納得できるものです。今後、日本でも10歳以下の人が増える場合は、放射線由来の可能性を強く疑うことができます。

第４章　原発事故による甲状腺がんの問題についての考察　173

**図表4-21 チェルノブイリでの小児甲状腺がんの登録数と年齢層別人数**

ベラルーシ共和国ゴメリ州における小児甲状腺がん登録

| 年 | 1985 | 1986 | 1987 | 1988 | 1989 | 1990 | 1991 | 1992 | 1993 | 1994 | 1995 | 1996 | 1997 | 1998 | 計 |
|---|---|---|---|---|---|---|---|---|---|---|---|---|---|---|---|
| 登録数 | 1 | 1 | 4 | 3 | 5 | 15 | 47 | 35 | 45 | 56 | 63 | 57 | 66 | 52 | 450 |

注：事故当時年齢別・年次、国家がん登録1999年　BelCMT

**年齢が低いほどリスクが高い**

| 年 | 0 | 1 | 2 | 3 | 4 | 5 | 6 | 7 | 8 | 9 | 10 | 11 | 12 | 13 | 14 | 15 | 16 | 17 | 年次毎総数 |
|---|---|---|---|---|---|---|---|---|---|---|---|---|---|---|---|---|---|---|---|
| 1985 | - | - | - | - | - | - | - | - | - | - | - | - | - | - | - | - | 1 | - | 1 |
| 1986 | - | - | - | - | - | - | - | - | - | - | - | - | - | 1 | - | - | - | - | 1 |
| 1987 | - | - | - | - | - | - | - | - | - | - | 1 | 1 | - | 1 | - | 1 | - | - | 4 |
| 1988 | - | - | - | - | - | 1 | 1 | - | - | - | - | - | - | - | - | - | - | 1 | 3 |
| 1989 | - | 1 | - | - | - | 1 | - | - | - | - | - | - | - | 1 | 1 | 1 | - | - | 5 |
| 1990 | 2 | 2 | - | 1 | 4 | 1 | 2 | - | 2 | - | - | - | - | - | - | - | - | - | 15 |
| 1991 | 2 | 3 | 10 | 6 | 1 | 3 | 3 | 4 | 1 | 3 | 3 | 2 | - | 1 | 2 | 3 | - | - | 47 |
| 1992 | 0 | 6 | 3 | 2 | 3 | 4 | 4 | 4 | 3 | - | - | - | - | - | 1 | - | 2 | - | 35 |
| 1993 | 1 | 4 | 2 | 11 | 3 | 7 | 2 | 4 | 2 | 3 | 2 | - | 1 | 2 | 0 | - | - | - | 45 |
| 1994 | 2 | 8 | 5 | 1 | 4 | 5 | 4 | 3 | 2 | 5 | - | 2 | - | 2 | 2 | 2 | 1 | - | 56 |
| 1995 | 4 | 6 | 10 | 8 | 1 | 4 | 5 | 6 | 2 | 4 | 3 | - | 1 | - | 1 | 2 | 3 | - | 63 |
| 1996 | 3 | 6 | 9 | 10 | 9 | 1 | - | 1 | - | 1 | - | 1 | 1 | 1 | 1 | 2 | 1 | - | 57 |
| 1997 | 1 | 9 | 10 | 13 | 6 | 7 | 3 | - | 1 | 3 | - | 3 | - | - | - | 2 | 3 | - | 66 |
| 1998 | 1 | 8 | 6 | 4 | 5 | 3 | 4 | 2 | 2 | - | 4 | 2 | 1 | 3 | 1 | 4 | 2 | - | 52 |
| 総数 | 16 | 53 | 55 | 56 | 39 | 44 | 36 | 19 | 23 | 18 | 12 | 12 | 2 | 12 | 12 | 13 | 13 | 11 | 450 |

出所：山下俊一「医学のあゆみ」197巻3号、225～227頁、2001年。

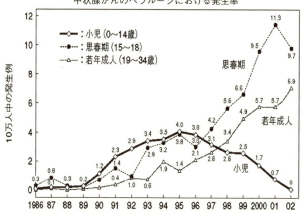

甲状腺がんのベラルーシにおける発生率

注：20年目の国際会議における発表。Y.デミチック博士のご厚意による。
出所：児玉龍彦「チェルノブイリ原発事故から甲状腺癌の発症を学ぶ」『医学のあゆみ』231巻4号（2009年）、306～310頁。

4～5年経過して、日本でも放射線由来の甲状腺がんが発生している可能性は否定しませんが、少なくとも先行調査で発見された症例は放射線由来とは言えないと私は考えています。

　甲状腺がんの進行速度については、二巡目の子どもたちの場合、わずか2～3年で0.5～1.7cmの甲状腺がんが発見されていますが、この問題も検査の限界や誤判断の問題などを含め症例ごとの慎重な検討が必要です。

　チェルノブイリの経験から、子どもの被ばくによる甲状腺がんは進行速度が速いとされていますが、この考え方を堅持しつつ、しばらくは淡々と検査を行なっていくしかありません。また、甲状腺の検査画像を渡さないためにセカンド・オピニオンが取れないことや、検査画像の保存期間も不明であり、情報が統制され、治療費用の負担の問題等、多くの問題点が未だに改善されないことも問題です。

　現状の福島県に住み続けていれば、年間1mSv以上の被ばくは避けられません。放射線業務従事者でガラスバッジを着用して個人モニタリングしている人でも年間1mSv以上被ばくしている人は全体の約5％であり、年1回の健康診断が義務付けられていることを考えれば、放射線業務従事者に準じた健康管理が必要なのです。

　結論として、私はいろいろな要因を考慮すれば現時点では多発と結論づけるのは難しいと考えています。食生活の違いによる放射性ヨウ素の摂取の程度やスクリーニング検査による発見率に関する見解、がんの増殖に関する考察や年齢による放射性感受性の問題、などがその主な理由です。


## ◇今後の対応について

　ユーリー・バンダジエフスキー氏（ゴメリ医科大学初代学長、病理解剖学）はセシウムの体内蓄積量と心電図異常の割合を報告していますが、そのデータにおいて、子どもの場合はセシウムも甲状腺に最も取り込まれていました。この結果は、代謝が盛んな子どもは大人よりも体内蓄積は少ないと考えていた予想を覆すものであり、子どもがより影響を受け

る可能性を示唆するものでした。

　この結果から、チェルノブイリ事故直後に放射性ヨウ素を大量に被ばくしたという理由だけでなく、セシウムによる高い被ばくが続いている地域に住んでいることが甲状腺の発がんと関係する可能性もあります。2014年3月にチェルノブイリを訪れた時、ベラルーシ放射線生物医学研究所のヴィクトル・アヴェリン所長は「セシウムも甲状腺の発がんに10～15％は関係している」と言っていたことは未だに頭に残っています。甲状腺にセシウム－137のβ線は1㎜深部で40％に減弱し、2㎜でほぼ吸収されますが、γ線エネルギーは1㎝深部で約50％、2㎝で約40％の減弱となります。子どもの甲状腺は1～2㎝以内の深部にあるため、外部被ばくも問題となります。

　福島県の現状はなお高い空間線量率であり、今後はセシウムが関与した甲状腺がんの発生にも留意する必要があります。この点を考えても、過剰診断・過剰治療という意見もあるようですが、今できることは精度の高い検査を淡々と行なうことです。二次検査においては受診率が低下しているようですが、ハイリスク群であることを自覚し、きちんと検査を受けるべきです。

　そして、今後の一生涯にわたる検査で参考とするためにも、甲状腺検査の画像データは本人に渡し、進学や就職や移住により、どの地域に住んでいても長期間の検査を受けられる体制の構築が必要です。全国の甲状腺専門医を充分に活用せず、福島県民健康管理センターでのみしか検査を受けられないという体制を再考すべきです。患者情報は本来患者さんのものであり、検査した者が保管したとしても、所有物ではありません。

　また、原発事故による健康被害対策を厚生労働省が環境省に丸投げしたため、福島県以外の検査に対する診療報酬上の対応も決まらず、適切な健康管理が行なわれていない事態こそ改善すべきです。

　福島の県民健康管理センターが詳細な情報を開示せず、スクリーニング効果である医学的根拠を説明できないことが混乱を招いています。国立がん研究センターがん予防・検診研究センター長の津金昌一郎氏は、

176　第Ⅱ部　放射線の闇の世界を考える

地域ごとの放射線量とがんと診断された子どもの数が相関する「量・反応関係」が見られないとし、数年後に臨床症状をもたらすがんを前倒しで見つけているという「スクリーニング効果」と「過剰診断」による「多発」とみています。しかし、前述したように、内部被ばくによる甲状腺がんの発生はそれほど外部被ばく線量とは相関しないことも考慮すべきです。

　また祖父江友孝氏は、検診の最終目的は「がん死」の減少であり、甲状腺検診での有効性のデータはないとして、現在行なっている検診そのものを否定する発言をしており、まったく呆れるばかりです。

　そもそも今まで調査されていないのでデータがないだけであり、一般がん検診と同様ではなく、被ばくしたというハイリスクグループが存在しているのであり、甲状腺疾患はQOLに大きく関与していることから、画像診断だけでなく、血液検査も追加しT3・T4・TSHなどの検査を行なって甲状腺機能の検査も追加すべきなのです。また、コホート調査として行なう手法に変えるのであれば、心配して不安を抱いている近隣県の子どもたちも検査して比較すればよいのです。

　放射線による有害事象は、被ばく線量が高ければ発生頻度は高くなり、また早期に出現します。線量が少なければ発生確率が低下するだけでなく、より晩期に発がんします。この点を考えると、もし現在発見された甲状腺がんが放射線起因性のものであるとしたら、極めて高い被ばく線量だったこととなり、また超スピードがんとなります。こうした超スピードがんは転移能も高く、極めて予後が不良となります。

　繰り返しになりますが、今後の一生涯にわたる検査を行なうとしたら、甲状腺検査の画像データは本人に渡し、進学や就職や移住により、どの地域に住んでいても長期間の検査を受けられる体制の構築が必要です。全国の甲状腺専門医を活用せず、臨床検査技師による福島県民健康管理センターでのみしか検査を受けられないという体制を再考すべきです。

## おわりに

　日本は福島原発事故前では国際的なコンセンサスである「LNTモデ

ル」を採用していましたが、事故後は100mSv以下では影響はないとする姿勢となり、安全神話を安心神話に切り替え、帰還を促しています。

甲状腺は100mSv以上の被ばくはしていないとしながらも、検診を始め、その結果、放射線由来かどうかが議論されていますが、人間が人間を相手にする医学では、一つの正しい結論を導くことは容易ではありません。

統計学も結論を出す強力な一手段ですが、それだけで因果関係を確定できるものでもありません。比較して統計処理をする場合も、もととなる数字の基となる背景やいろいろなバイアスを無視することはできません。医学においては、民族差、食生活や生活習慣の違い、医療体制の違い、検査精度の違い、検査対象者の違い、など多くの背景の違いも考慮して検討する必要があります。疫学や統計学だけでは結論を出せないことも多いし、時間も必要とするのです。

自分が関わっている領域の手法が絶対的なものではなく、科学を相対化して冷静に考えることが必要です。また、学会などの掲載論文が常に正しいと言うことでもないし、政治的な諸事情で掲載を拒否されることもあります。そして何よりも私たちは限られた科学や医学の世界にあり、知らないことも多いという謙虚さも持ちたいものです。最後に、「たらちね」で甲状腺検診に携わっている6人の現場の医師は全員が多発しているという実感はないことも申し添えておきます。

今後も検査を続けていくしかありませんが、検査体制の問題は改善の余地はあります。また5年目を迎えた今後は、チェルノブイリ事故の教訓から、白血病などのがん性疾患や慢性的非がん性疾患の健康管理も国と行政の責任で行うべきです。長期的に見れば、いわゆる「長寿命放射性元素体内取込み症候群」として説明できる内部被ばくの影響による諸症状が出現する可能性も考慮する必要があります。

原子力政策への賛否の立場から考えるのではなく、放射線被ばくによる健康被害に関する検討では冷静に多くの要因を考慮して総合的な医学的視点で考える必要があります。

最期に健康被害を最低限にするためには、以下の問題を提示し本稿を

178　第Ⅱ部　放射線の闇の世界を考える

終わります。

★呼吸や食品からの内部被ばくを最低限にする対策として食物の線量測定を徹底する。

★内部被ばくの検査として尿の放射線量測定を行なう。

★子どもの甲状腺検査の継続と、それ以外の人の検査は保険診療とし、生活困窮者には特段の配慮をする。

★甲状腺がん以外の悪性腫瘍（白血病など）もチェックする。

★心電図による心疾患の検査および、放射線業務従事者に準じた健康診断を行なう。

★慢性的非がん性疾患の調査と健康管理を行なう。

★政府・行政は、メンタルケアの基本は情報公開を行ない、信頼関係の構築にあることを認識すべきである。

1）http://www.cdc.gov/wtc/pdfs/wtchpminlatcancer2013-05-01.pdf"Minimum Latency & Types or Categories of Cancer" John Howard, M.D., Administrator World Trade Center Health Program, 9.11 Monitoring and Treatment, Revision: May 1, 2013.

2）関谷悠以ほか『DRUG magazine』2011年9月号。

3）「真実を探すブログ」http://saigaijyouhou.com/blog-entry-2612.html

4）http://blog.acsir.org/?eid=35

5）今中哲二：Journal of Radiation Reseach,Vol56,No.S1,2015,Pi56-61.

6）道川武紘ほか『日本甲状腺学会雑誌』3巻2号（2012年）、142-145頁。

7）武部晃司ほか「超音波検査を用いた甲状腺検診の実際とその問題点」『KARKINOS』7号（1994年）、309-317頁。

8）Shoichi Kikuchi, et al: ENDOCRINE JOURNAL 604:501-506, 2013.

9）辻岡三南子ほか「女子高校生における甲状腺検診の意義」『慶應保健研究』22巻1号（2004年）、19-22頁。

10）Cohen MS, Arslan N, Liien DL, et al. Risk of malignancy in thyroid incidentalomas identified by fluorodeoxyglucose-positron emission tomography. Surgery 2001；130：941-946.

11）Chu QD, Connor MS, Liien DL, et al. Positron emission tomography（PET） positive thyroid incidentalomas : the risk of malignancy observed in a tertiary referral centre. Am Surg 2006 ; 72 : 272-275.

12）Chen YK, Ding HJ, Chen KT, et al. Prevalence and risk of cancer of focal incidentaloma identified by 18 FFluorodeoxyglucose positron emission tomography for cancer screening in healthy subjects. Anticancer Res. 2005 ; 25（2 B）:1421-1426.

13）紅粉睦男ほか「当院人間ドックでの甲状腺超音波検査4年間の成績」 第41回 札幌市医師会医学会抄録集（2016年）、25頁。

14）Cancer Res Treat.. 46（2）:109-123, 2014.

15）「原発ゼロ・脱被曝　どうしたらできる？」ブログhttp://onndannka.cocolog-nifty.com/blog/2013/02/iaea-8593.html

16）友松佑妃（大阪癌循環器病予防センター臨床検査部）: Personal Communicatiom

17）http://www.ourplanet-tv.org/files/Thyroid_Cancer_Detection_by_Ultrasound_Among.99115.pdf

18）http://www.rri.kyoto-u.ac.jp/NSRG/Chernobyl/saigai/Sgny-J.html

初出：「がん医療の今」No.257（2016年1月26日）、No.258（同年2月2日）掲載

# 第5章　原発稼働による健康被害について
## ―トリチウムの問題

### はじめに

　今回の福島原発事故では、汚染水に含まれるトリチウムをどう処理するかが話題となっています。東京電力によると、2017年2月時点で貯蔵タンク内のトリチウムの総量は約750兆Bqと推定されています。トリチウムは分離が非常に困難であり、分離するとすれば極めて高額なものとなるため、政府・東電は最終的には薄めて海へ流すことを考えています。今まで貯蔵タンクに貯めているのは、原子力政策を推進している人たちもトリチウムが実際には健康被害を及ぼすことを知っているからかもしれません。しかし、科学的な知識がない政府は、御用学者の受け売りで「トリチウムはエネルギーが低く人体影響はない」と繰り返し、安全神話を振りまいています。

　福島原発事故から7年目を迎えましたが、反省もなく全国の原発を再稼働させています。国土の7割が山岳地帯で住める土地面積は限られている日本は地震大国でもあり、原発は最も不適な発電技術です。

　しかし、原発は稼働させるだけで周辺住民に健康被害をもたらす可能性があるのです。実際に世界各地の原発や核処理施設の周辺地域では子どもたちを中心に健康被害が報告されています。その原因の一つはトリチウムだと考えられますが、本章では、原発は事故を起こさず稼働させているだけでも健康被害をもたらす、という深刻な事実について論じます。

# 1 トリチウムとは

　普通の水素は原子核が陽子1個で軽水素（$^1$H）です。原子核が陽子1個と中性子1個で質量数が2となっているものが重水素（$^2$H）であり、原子核が陽子1個と中性子2個で質量数が3の水素が三重水素（トリチウム、$^3$H）です。このトリチウムは水素の同位体で、化学的性質は普通の水素と同一ですが、β線を放出する放射性物質であることが問題となります。トリチウムは天然にもごく微量に存在しますが、問題なのは「原子力発電では事故を起こさなくても稼働させるだけで、原子炉内の二重水素が中性子捕獲によりトリチウム水が生成され、膨大なトリチウムを出す」ということです。トリチウムはβ崩壊して弱いエネルギーのβ線を出してヘリウム3（$^3$He）に変わります。β線の最大エネルギーは18.6keV、平均エネルギーは5.7keVで物理学的半減期は12.3年です。体内での飛程は0.01mm（10μm）ほどです。このため原子力政策を推進する人たちは、「エネルギーが低いので心配ない」とその深刻さを隠蔽し、海に垂れ流しています。トリチウムのβ線による外部被ばくの影響は無視できますが、ヒトに障害が起きるのはトリチウムを体内に取り込んだ場合です。

　通常の水（$H_2O$）は（HHO）で、人の体重の約61%を占めています。原発稼働により流出されるトリチウムはトリチウム水（HTO）の形で環境に放出され人体に吸収されます。経口摂取したトリチウム水は尿や汗として体外に排出されるので、生物学的半減期が約10日であるとされています。また気体としてトリチウム水蒸気を含む空気を呼吸することによって肺に取り込まれた場合は、そのほとんどは血液中に入り細胞に移行し、体液中にもほぼ均等に分布します。

　問題なのは、トリチウムは水素と同じ化学的性質を持つため、体内では主要な化合物である蛋白質、糖、脂肪などの有機物にも結合し、化学構造式の中に組み込まれ、有機結合型トリチウム（OBT：Organically Bound Tritium）となり、トリチウム水とは異なった挙動をとることで

182　第Ⅱ部　放射線の闇の世界を考える

す。この場合は一般に排泄が遅く、体内に長く留まり、約30日～45日滞留するとされていますが、結合したものによってトリチウム水よりも20～50倍も長いとする報告もあります。

　また放射線の生物学的効果を表すRBE（Relative Biological Effectiveness，生物学的効果比）は、γ線は1ですが、トリチウムのβ線は1ではなく、1～2の間という報告が多くあります。

## 2　核実験と原発稼働による健康被害の増加

　1945年の原爆投下から始まった環境へ放出され続けている人工放射性物質との出会いは、人類にとって初めて経験する負の世界です。特に戦後の大気中核実験による核分裂で生じた放射性物質は土壌と海洋汚染をもたらし、われわれは無意識のうちに体内に多かれ少なかれ放射性物質を取り入れているのです。ただ測定していないだけなのです。こうしたセシウムやストロンチウム等の放射性物質の汚染による健康被害について、アーネスト・スターングラス博士らが報告しています。彼が福島原発事故後に出版した『人間と環境への低レベル放射能の脅威─福島原発放射能汚染を考えるために』（あけび書房、2011年6月）では、極低線量でも細胞に損傷を与えるという「ペトカワ効果」を説明するとともに、地球環境への放射性物質の増加による具体的な資料を提供しています。たとえば、核実験の累積回数と米国学生の全国学力適性試験の成績低下が相関していることも示しています。

　また瀬木三雄氏は、若い時は厚生省に勤務し戦後の復興期に「母子手帳」の制度を創設した功労者ですが、東北大学公衆衛生学講座に赴任してからは放射線とがんとの関係を研究し、見事な資料を提供しています。図表5－1は1972年11月に日本がん協会で報告された瀬木三雄氏（1908～1982年）の日本のがん死亡率のデータをスターングラス博士がグラフ化しネット上にも公開したものです。

　日本の5～9歳男子のがん死亡率の増加と、米国と日本の男性のがん死亡率の増加が示されています。日本では1920年から1945年まで、が

第5章　原発稼働による健康被害について　183

### 図表5-1 核実験と日本のがん死亡率の推移

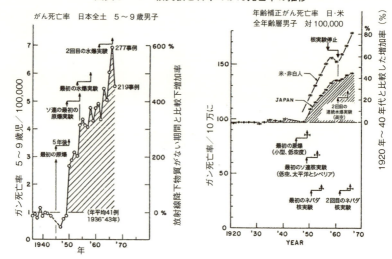

出所：瀬木三雄氏報告、1972年
(http://fujiwaratoshikazu.com/2011disaster/)

んの増加はないが、1945年よりがん死亡率が急上昇し、1962年までに42％増加しています。スウェーデンのがん死亡率も同様に1945年から急激に上昇しています。

　こうした資料を見れば、放射線が健康被害をもたらすことは明らかであり、核実験もすべきではないし、事故を起こせば住める国土を失う狭い日本では原発の稼働もすべきではないのです。中国の核実験をしていた地域の現在の立入禁止の土地面積は日本の四国の面積に匹敵します。

　事故を起こしているわけではないのですが、原発周辺地域では全世界で健康被害がでています。図表5-2に示すように米国では原発立地地域と乳がんの罹患率が見事に一致しています。

　最近、「原発通信」がまとめた世界各地の原発周辺地域の健康被害の報告を図表5-3に示します。

　最も有名な報告はドイツとカナダからのものです。ドイツでは1992年と1998年の2度行なわれたKiKK調査が有名です。この調査はドイツの原子力発電所周辺のがんと白血病の増加に関するものです。その

### 図表５－２　乳がん罹患者の多い地域と米国の原発立地地域との相関

乳癌の分布　　　　　　　　　ＵＳの原発の分布

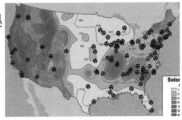

### 図表５－３　原子力発電所は通常運転時でも住民に健康被害を及ぼす

| | | |
|---|---|---|
| 1 | アメリカ<br>ピーチボトム原発 | 運転開始（1974）後のワシントンDCの乳幼児死亡率は1974年には全米平均同等であったものが、1985年には全米平均の1.5倍になった。<br>Ｊグールド著『死にいたる虚構』pko法を広める会発行 |
| 2 | イギリス<br>トロースネイズ原発 | 周辺の乳がん発生率は通常の5倍、白血病は8倍、すい臓がんは5倍など<br>週刊金曜日2007.8.24 |
| 3 | ドイツ | 各原発から5km圏内の小児がんは通常の1.6倍、小児白血病は2.2倍。<br>ドイツ環境省発表による。(http://saiban.hiroshima-net.org/trial12.html) |
| 4 | カナダ<br>ピッカリング原発 | トリチウムの放出により、周辺住民新生児のダウン症発症率が85％増加した。<br>Ｉ・フェアリー博士「トリチウム災害報告」2007 |
| 5 | フランス<br>ラアーグ再処理施設 | 周辺の小児白血病の発症率が通常の約3倍。<br>核燃料サイクル阻止1万人訴訟原告団HP |
| 6 | フランス | 各原発から5km圏内の子供の白血病発症率は通常の2倍。<br>フランス国立保健医学研究所発表 2012.1 |
| 7 | 泊原発<br>北海道泊村 | 年間がん死亡率（人口10万人当たり）は約800人、全国平均は約300人<br>北海道健康づくり財団<br>　　　　　　　HP（http://ankei.jp/yuji/?n=1553） |
| 8 | 青森県 | ここ数年の年間の新患数は、白血病25～40名、悪性リンパ腫70～90名、多発性骨髄腫15～20名、骨髄異形成症候群30～40名で、東北地方で最多数となっています。 |
| 9 | 敦賀原発<br>福井県敦賀市 | 風下3集落の悪性リンパ腫発生率は全国平均の10倍<br>「敦賀原発銀座悪性リンパ腫多発地帯の恐怖」明石昇二郎著、宝島社 |
| 10 | 玄海原発<br>佐賀県玄海町 | 白血病年間死亡率 30人/人口10万人、全国平均は6人：2006年<br>http://www.windfarm.co.jp/blog/blog_kaze/post-4139 |

出所：「原発通信」1070、通常運転時の健康被害2 (http://genpatu-no.jugem.jp/?eid=63)。

結果は、原子力施設周辺5km以内の5歳以下の子どもには明らかに影響があり、白血病の相対危険度が5km以遠に比べて2.19、ほかの固形がん発病の相対危険度は1.61と報告され、原発からの距離が遠くなると発病率は下がったという結果です。この結果を受け、イアン・フェアリーは「原子力発電所近辺での小児がんを説明する仮説」http://fukushimavoice2.blogspot.jp/2014/12/blog-post.html）において、がんや白血病に関して、原発近辺に居住する妊婦への放射線被ばくによって発生すると予測しています。また、燃料棒交換時の放射性核種の大気中への放出スパイク（急上昇）が被ばくの増加に繋がっている可能性も指摘しています。

カナダの重水炉というトリチウムを多く出すタイプのCANDU原子炉の周辺では、稼働後しばらくして住民が実感として健康被害がずいぶん増えていると騒ぎ出しました。調査した結果やはり健康被害が増加していました。カナダ・ピッカリング重水原子炉周辺都市では小児白血病や新生児死亡率が増加し、またダウン症候群が80%も増加していました（http://note.chiebukuro.yahoo.co.jp/detail/n153962）。

イギリスのセラフィールド再処理工場の周辺地域の子どもたちの小児白血病の増加に関して、サザンプトン大学のガードナー教授は原因核種としてトリチウムとプルトニウムが関与していると報告しています。

日本国内でも同様な報告があり、森永徹氏は玄海原発が稼働後玄海町と唐津市で白血病の有意な増加を報告しています。また北海道の泊原発周辺でも稼働後がん死亡率の増加が観察されています。

泊村と隣町の岩内町のがん死亡率は、泊原発が稼働する前は道内180市町村のなかで22番目と72番目でしたが、原発稼働後は道内で1位が泊村、2位が岩内町になりました。

さらに、「原発通信」1078より引用した資料を示します。この資料は、落合栄一郎氏の著書『放射能と人体』の資料にデータを追加して作成されたものです（図表5-4）。この表ではフランスだけ例外的ですが、電源構成が原発に依存している国のほどでがん死亡率が高くなっています。

図表5-4　原発依存度とがん死亡率

| | 電源構成（原発%） | がん死亡率（人/10万人） |
|---|---|---|
| スロバキア | 56 | 270 |
| ハンガリー | 53 | 290 |
| スロベニア | 38 | 260 |
| ベルギー | 38 | 210 |
| スエーデン | 35 | 180 |
| スイス | 34 | 170 |
| フィンランド | 34 | 170 |
| チェコ | 33 | 230 |
| 韓国 | 32 | 180 |
| フランス | 76 | 200 |
| 日本 | 29 | 190 |

注1：日本は2010年のデータ。
注2：落合栄一郎『放射能と人体』講談社、2014年、データ追加。。
出所：「原発通信」1078　（http://genpatu-no.jugem.jp/?eid=75）

　日本の47都道府県の原発のある県とない県の死亡率を比較すると、原発がある13道県の死亡者数は平均値は10万人当たり1005人で、非原発34都府県では10万人当たり876人であり、原発稼働県が15％高いことが、厚生労働省の死因簡単分類別年間死亡率（2009年「人口動態統計」）から分析されています（「原発通信」1076（http://genpatu-no.jugem.jp/?eid=73））。

　こうしたがん死亡率が高いことと原発の関係を解明する必要があります。原発周辺地域では事故が起こらなくても健康被害もたらす原因としてトリチウムの排出が関与していることが強く疑われます。

　国内外のいろいろな報告を見ると小児白血病が多いことが共通しています。小児の白血病の多くは急性リンパ性白血病ですが、放射線が白血球の中で最も感受性の高いリンパ球に影響を与え、リンパ性白血病を発症させてもおかしくないのです。

第5章　原発稼働による健康被害について　187

## 3 トリチウムの人体影響

　未来のエネルギーとしての核融合が注目され、盛んに研究が行なわれていた1970～1980年代には、トリチウムが染色体異常を起こすことや、母乳を通して子どもに残留することが動物実験の結果として報告されています（1985年3月16日の毎日新聞夕刊）。

　今後、六ヶ所村の再処理が始まれば原発稼働どころではない大量のトリチウムを流出することとなり、全世界的に悪影響を及ぼすことになります。

　1974年10月に徳島市で開催された日本放射線影響学会第17回大会で、中井斌氏（放射線医学総合研究所遺伝研究部長）らは、低濃度のトリチウムの人体影響を報告しています。中井氏らは人間の血液から分離した白血球を種々の濃度のトリチウム水で48時間培養し、リンパ球に取り込まれたトリチウムの影響を調べた結果、リンパ球に染色体異常を起こすことを報告しています。現在の規制値以下の低濃度でも染色体異常を観察しています（http://lituum.exblog.jp/21437678、堀雅明・中井斌「低レベル・トリチウムの遺伝効果について」『保健物理』11号（1976年）1～11頁）。

　核融合の研究過程で、核融合研も「ITERトリチウム水処理システム」の開発動向で、「水の形のトリチウムは，水素の形のトリチウムと比較して、生物学的危険性が10,000倍以上大きく、法令による取り扱い制限も当然厳しい」と問題を把握していました。

　また2015年3月10日付で「良識ある専門知識を持つ物理学者として、核融合実験装置には絶対に反対します」と小柴昌俊氏（ノーベル物理学者）と長谷川晃氏（マックスウエル賞受賞者）が連名で当時の総理大臣小泉純一郎宛てに『嘆願書』を出しています。その嘆願書の内容は以下のようなものです。

①　国際熱核融合実験炉（ITER）で行なわれるトリチウムを燃料とする核融合炉は、安全性と環境汚染性から見て、極めて危険なもの

188　第Ⅱ部　放射線の闇の世界を考える

である。

② 燃料として装置の中に貯えられる、約2kgのトリチウムは、わずか1mgで致死量とされる猛毒で、200万人の殺傷能力がある

③ トリチウムが酸素と結合して重水となって流れ出すと、周囲に極めて危険な状態を生み出す。ちなみに、このトリチウムのもつ放射線量は、チェルノブイリ原子炉の事故の時のそれに匹敵するものである。

④ 反応で発生する中性子は、核融合炉の10倍以上のエネルギーをもち、炉壁や建造物を大きく放射化し、4万トンあまりの放射性廃棄物を生み出します。


こうした危険性を指摘し、最終的には放射性廃棄物の問題や極めて大きな環境汚染を引き起こすことを指摘しています。

ではなぜトリチウムが危険なのかについては次のように考えられます。原発の稼働により大量のトリチウムが放出されますが、自由水型トリチウムのみならず気体としてガス状のトリチウムも放出されます。自由水型のみならずガス状トリチウムもその一部が環境中で組織結合型トリチウムに変換されます。

深刻なのは、このトリチウムの体内動態は水素と同じであり、トリチウムは水素として細胞の核に取り込まれるからです。旧友の名取春彦氏は若い時に睾丸腫瘍の細胞を用いた実験で、チミジンでラベルしたトリチウムが細胞の核に取り込まれている写真を著書（『放射線はなぜわかりにくいのか』アップル出版、2013年、221頁）に掲載しています。なお、この著書はシーベルトの持つ意味について深い考察がなされており、一読をお勧めします。

核の中にあるDNA（デオキシリボ核酸）は遺伝情報を含んでいます。そして、このDNAは4つの塩基が組み合わされて二重螺旋構造を形成していますが、この4つの塩基（アデニン、シトシン、グアニン、チミン）は水素結合力でつながっています。核酸塩基はプリンやピリミジンと呼ばれる窒素を含む複素環であり、塩基性となり水素を受け取る性質

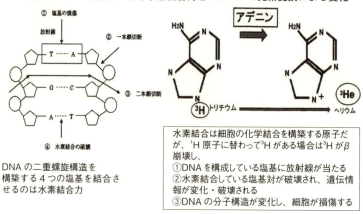

**図表5-5 塩基をつなぐ水素結合力とアデニンの元素変換による変化**

を持っているのです。トリチウムは水素と同様に振る舞いますから、結合させている水素がベータ線を出すトリチウムだったら、遺伝情報を持つ最も基本的なDNAに放射線が当たり、また４つの塩基をつないでいる水素結合は破綻します。そしてトリチウムがヘリウム３に元素変換することにより塩基の本来の化学構造式も変化します。図表５-５にDNAの二重螺旋構造を形成している４つの塩基の１つであるアデニンの場合を示します。β崩壊後はアデニンの分子構造も破壊され、二重の影響を受けるのです。その結果、DNA構造を破壊し、遺伝情報に影響を与えるのです。

　また、有機結合型トリチウムは、臓器によって残留する生体分子に違いがあります。脳では脂質と蛋白質に、腸ではＤＮＡと蛋白質に長く残留します。有機結合型トリチウムは結合する相手により体内の残留期間も異なります。こうした二重の負担をDNAのレベルで与えるのですからいくらエネルギーが低くても安全なわけはないのです。

　政府は、トリチウムはエネルギーが低いから問題ないと言っていますが、大ウソです。人間の体内では、水素と酸素は5.7エレクトロボルト（eV）で結合し水になっています。トリチウムの平均エネルギーは5.7KeVであり、その1000倍のエネルギーです。エネルギーの問題を持

ち出すのであれば、セシウムのγ線のエネルギーは662KeVですから体内の電気信号の約10万倍であり、エネルギーの高いセシウムをなぜ問題にしないのでしょうか。

## 4　トリチウムは世界中で垂れ流し

　日本のトリチウムの排出規制基準値は、水の形態の場合は60Bq/㎤であり、水以外の化合物の場合は40Bq/㎤、有機物の形態では30Bq/㎤です。水中放出の濃度規制値は1cc当たり60Bqを１リットル（L）に直すと６万ベクレルですが、それ以下に薄めれば海洋放出できるわけです。しかしこの原子力施設からの排水中のトリチウムの規制値もまったく根拠はありません。ちなみに国際法で定められた原発の温排水基準値は、I-131は40Bq/ℓ（≒40Bq/kg）、Cs-137は90Bq/ℓ（≒90Bq/kg）、Sr-90は30Bq/ℓ（≒30Bq/kg）です。他の核種は１㎥当たりで規制値が決められていますが、トリチウムでは１㎥にすると膨大な数字になるので、１㎤当たりの排出規制値としています。１㎥に換算すると6000万Bq／㎥となります。こんなインチキな印象操作も使って、トリチウムの問題を隠蔽しているのです。

　トリチウムはろ過や脱塩、蒸留を行なっても普通の水素と分離することがとても難しく、１ｔのトリチウム水の分離に約2000万円かかると言われています。そのため最終的には海洋投棄となります。

　福島第一原子力発電所の１～６号機だけでも１年間で２兆ベクレル（2009年度）海洋放出したと原子力規制委員会の『原子力施設運転管理年報』（平成25年度版）にあります。また、2009年度、日本の54基の原子力発電所全体では392兆1000億ベクレルという天文学的な量のトリチウムを海に垂れ流しています。図表５－６に構造上の問題でトリチウムの排出量が多い主な加圧水型（PWR）の原発の放出量を示します。

　この表では2002年からですが、泊原発では１号機が運転を始めた1989年からの累積で約570兆Bqを日本海に流しています。

　電気出力100万kWの軽水炉を１年間運転すると、原子炉ごとに異な

図表5－6　日本の原発のトリチウム放出量（2002～2012年度）

| 原発名 | 所在地 | 炉型 | 炉数 | 02年 | 03年 | 04年 | 05年 | 06年 | 07年 | 08年 | 09年 | 10年 | 11年 | 12年 | TBq合計 |
|---|---|---|---|---|---|---|---|---|---|---|---|---|---|---|---|
| 泊 | 北海道古宇郡 | PWR | 3 | 29 | 22 | 19 | 31 | 29 | 27 | 20 | 30 | 33 | 38 | 8.7 | 286.7 |
| 大飯 | 福井県大飯郡 | PWR | 4 | 64 | 90 | 93 | 66 | 77 | 89 | 74 | 81 | 56 | 56 | 22 | 768 |
| 伊方 | 愛媛県西宇和郡 | PWR | 3 | 52 | 54 | 68 | 63 | 46 | 66 | 58 | 57 | 51 | 53 | 1.8 | 569.8 |
| 玄海 | 佐賀県松浦郡 | PWR | 4 | 91 | 95 | 73 | 74 | 99 | 86 | 69 | 81 | ## | 56 | 2 | 826 |
| 川内 | 鹿児島県薩摩川内市 | PWR | 2 | 32 | 38 | 51 | 48 | 35 | 38 | 53 | 50 | 30 | 37 | 1 | 413 |
| 高浜 | 福井県大飯郡 | PWR | 4 | 63 | 59 | 63 | 69 | 68 | 60 | 40 | 43 | 65 | 38 | 6.8 | 574.8 |

注：トリチウム水、液体放出量、単位は兆（テラ）Bq。
出所：「原子力施設運転管理年報」平成25年版、参考資料より抜粋。

るが、加圧水型軽水炉内には約200兆Bq（$2×10^{14}$Bq）、沸騰水型軽水炉では約20兆Bq（$2×10^{13}$Bq）が蓄積しますが、その一部を放出しているのです。なお、日本原燃の青森県六ヶ所村の使用済み核燃料再処理工場ではトリチウムの放出量は桁違いに多く排出します。ここでは年間800 tの使用済核燃料を処理する予定ですが、その場合は排水中に1.8京ベクレル（$1.8×10^{16}$Bq）、排気中に1900兆Bq（$1.9×10^{15}$Bq）が放出されると言われています。ちなみに、試運転を行なった2007年度の1年間で約1300兆Bqを太平洋に流しています。

## おわりに

　原発は、安全性、経済性、合理性、など色々な面から見てその存在意義には疑問を持たれていますが、何よりも健康問題の視点から稼働すべきではないのです。また日本は地震・津波・火山大国であり、大量の使用済み核燃料の処理もできない状態です。原発は日本人の選択で止められます。原発政策を推進する政権を変えることが最も有効な安全保障なのかも知れません。

　なお、遠藤順子氏の「トリチウムの危険性についての論考」（http://

acsir.org/data/20151203_acsir_endo_yamada_watanabe.pdf）を参考とし
て、トリチウムの問題に関して理解を深めていただきたいと思います。

## 【補足】

　いわき市のいわき放射能市民測定室「たらちね」は、福島原発事故後いち
早く放射線の測定や子どもたちの甲状腺検査を開始しました。私も支援して
いますが、2015年6月から認定NPO法人となり活動しています。特に民間の
市民団体としては初めてβ線の測定も開始し、ストロンチウムとトリチウム
のβ線測定を超低料金で行なっています。

　実際に福島市内の住宅の掃除機のゴミを測定すれば、今でもセシウム合算
値(Cs-137＋Cs-134)として数百〜数千Bq/Kgの放射線量が測定されています。

　また、海洋調査ではマコガレイやアイナメ等からβ線が検出されています。
毎月の測定結果はホームページ(http://www.iwakisokuteishitu.com/)に掲載さ
れていますのでご覧ください。なお市民活動として行なっていますのでご寄
附をしていただければ助かります。寄付口座は下記です。

たらちね寄付口座
○ゆうちょ銀行　　02240-5-126296　トクヒ)イワキホウシャノウシミンソク
テイシツ
○（ゆうちょ銀行以外からのお振込）
東邦銀行　小名浜支店　店番号　605　普通預金　口座番号　1389887　トク
ヒ)イワキホウシャノウシミンソクテイシツタラチネ


　また、南相馬市の大山弘一氏は道路わきに広範囲に蓄積している「黒い物
体＝地衣類＋シアノバクテリア共生体」が除染後取り残した沈着セシウムを
吸いあげ、南相馬では40万Bq/kgの濃度にまで濃縮し町中いたるところに堆積
していることを指摘しています。

　住民は知らされることなく靴底や衣服に付き、室内に運ばれます。

　また、車が巻き上げ吸引しています。室内エアコンにもしっかり放射性同
位元素が確認できると報告しており、注意を喚起し行政側の対応も求めてい
ます。

　トリチウムの問題同様、知らされていないだけで、国民は二次被ばくして
いるのです。

# 第6章　一億総がん罹患社会への道

## ◇科学優先が発がんに関与

　日本のがん罹患者数の増加は顕著なものがあります。その要因の一つは高齢者が増加しているからだと言われますが、そんな単純な理由だけでは説明できません。世界的にもがん罹患者は戦後まもなくの1950年代から増加の一途をたどっていますが、確実に関係している要因一つは人工放射線の環境への放出です。

　戦後の大気中核実験で大量の放射性物質が大気と海洋を汚染しました。まともに測定していないだけで、人体への放射性物質の取込みは明らかです。

　また、農薬や殺虫剤を代表とする多くの化学物質が生活の中で多用される社会となり、放射線との多重複合汚染の時代となっていることががん罹患者の増加に関係していると考えられます。私が医師となった40年以上前は、がんが死因のトップとなっていたのは60歳代からの高齢者でしたが、最近は40歳代以降の死因のトップががんとなっており、がん罹患者と死亡者は約20年若年化しています。これには戦後日本の高度経済成長社会の中での生活環境が関係しています。さらに深刻なことに15歳から40歳未満の年代では自殺が死因のトップであり、先進国の中でも最も自殺者が多い国となっています。

　1980〜90年代に野村大成氏（大阪大学名誉教授，放射線基礎医学）のすぐれた研究報告があります。彼のマウスを使った研究では、親が放射線に曝露されると、突然変異のみならず、がんや先天障害までもが子孫に誘発され、その生殖細胞の変異は次世代に遺伝することが報告されました。また、低線量の放射線と低用量の毒性化学物質に汚染すると、一方だけではがんが発生しなくても、両者に汚染されると相乗効果でがん

194　第Ⅱ部　放射線の闇の世界を考える

が発生しやすくなることも報告されています。　現代社会はまさにこのような多重複合汚染の社会となっているのです。

　こうした時代において、科学や医学は市民の健康を守る立場から研究され活用されるべきですが、現実は経済的利益を優先した政治的な判断で科学や技術が使われています。その典型的なものは、1938年に核分裂反応が発見されてからの核兵器開発に加えて、原子力発電を普及する原子力政策の推進です。

　放射線は医療現場などでは表（光）の世界を切り開き、診断や治療に大きく寄与しています。一方、放射線の裏（闇）の世界は健康被害の問題ですが、この領域に関しては深刻さや被害に関して隠蔽や過小評価する手法で内容を構築しています。一見科学的に見せかける工夫を凝らしながら、疑似科学的体裁で放射線防護学と称する物語で国民をだまして原発稼働を行なっているのです。

　産業革命以来、人間の労働（力）は富の源泉となってきましたが、最近では科学・技術が最も富を生み出す手段となっています。このため富を生み出す科学・技術を保持する人たちは、その科学・技術の持つ負の側面に関しては隠蔽して富を得ようとします。

　そしてこうした科学・技術で富を得ている企業の意向を重視した政治的判断は、市民の命や健康を重視した視点を欠落することとなります。福島原発事故以降の日本政府・行政の対応はまさにそれです。

　こうした時代では政治家の最も重要な仕事は、基本的人権を基にして社会正義や公平性を担保して富の再配分を行なうことですが、権力者にこうした問題意識はありません。理念も哲学もなく、目先の利益で動く３流以下の政治屋が権力を握っている日本の状況は悲劇です。

　現在最も使われているネオニコチノイド系の農薬は小児の自閉症に関与し、さらにADHD（注意欠如多動性障害）などの脳の発達障害の原因だと報告されていますが、農薬の残留基準値は世界一緩いのです。また、遺伝子組み換え技術により生産される食物による健康被害の問題なども予防原則の視点はありません。今では90％以上が遺伝子組み換え技術で生産されている大豆は、米国では家畜の餌ですが、日本人にとっては

第6章　一億総がん罹患社会への道　195

納豆などで食しますし、味噌や醤油の原材料です。食生活の内容を考えれば遺伝子組み換え食品の影響を最も受けるのは日本人かも知れません。しかし、こうした技術の負の側面は十分に検討されることなく、企業利益が率先されています。放射線と農薬や化学物質の複合汚染の環境悪化が進行しているだけでなく、今後は遺伝子組換え技術による食品の影響も考慮する必要があります。このことから、生涯がん罹患が２人に１人となっている日本では、将来的には３人に２人ががんとなる時代となることが予測されます。「一億総活躍社会」ではなく、「一億総がん罹患社会」と「一億総奇病・難病社会」なることが危惧されます。

　そこで、さらなる増加が予測される発がんの原因の一つに放射線が関与していますが、医療被ばくもさることながら、福島原発事故を経験した日本の現状を考え、放射性微粒子の体内取込みによる健康被害について論じたいと思います。

　私は、がんを放射線でいかに治すかという放射線の光（表）の世界に身を置き、小線源を用手的に取り扱う低線量率小線源治療を多用してきましたが、これは患者さんにとっては内部被ばくを利用した治療です。こうした内部被ばくを利用してきた経験から、放射線の影（闇）の世界について放射線治療医の現場からの実感と考え方から、現在流布されている放射線防護学の問題点や健康被害の通説について考察します。

　2011年3月11日の福島原発事故後の政府・行政の科学的根拠のない対応は、放射線の健康被害について根本的な視点から考える機会となりました。その考察を通じて突き当たったのは、現在、国際的に放射線防護体系として流布されているICRP（国際放射線防護委員会）の理論でした。その理論は科学的とは言えません。原子力政策を推進するために修飾された疑似科学的な物語であると思います。

## ◇原子力政策を推進するICRP

　核分裂反応を利用して利益を得る人たちは、国際的な「原子力マフィア」を形成しています。世界的に流布され、各国内の諸法律の制定の根拠となっているのはICRP（国際放射線防護委員会）の報告書です。し

かし、ICRPは国際的原子力推進勢力から膨大な資金援助を受け、原子力政策を推進するために都合のよい論文だけを採用して報告書を出す活動を行なっている組織です。権威のある公的機関のように振舞っていますが、実際は単なる民間のNPO団体です。民間の組織は目的を持って活動しますが、ICRPの目的は原子力政策の推進です。原子力政策を推進する立場で核兵器の規制などを行っているIAEAやUNSCEAR（国連放射線影響科学委員会）などと手を組み、原子力政策を推進するうえで支障のない内容で報告書を出しています。

またICRP自体が研究や調査を行なうことはないため、多くの医学論文で低線量被ばくによる健康被害が報告されても反論できず、すべて無視する姿勢をとっています。

放射線をある程度正確に測定できるようになった1928年に放射線の医学利用領域の放射線業務従事者の健康問題について医師が中心となり「国際X線およびラジウム防護委員会」が設立されました。しかしその後、1946年に原爆製造に携わった多くの核物理学者が上記の委員会に参入し、NCRP（米国放射線防護審議会）が設立されました。その結果、放射線の医学利用の問題は軽視され、核兵器開発の視点から見た健康問題に議論はシフトし、さらにこのNCRPが、ほぼ同じ陣容で1950年にICRPに衣替えしました。このため医学利用における健康管理よりも、原子力政策を推進する立場の組織に変容したのです。ICRPと改称した２年後の1952年には、深刻な健康被害の要因となる内部被ばくに関する第二委員会の審議を打ち切りました。そこから内部被ばくに関しては隠蔽と研究中止の世界が始まったのです。ICRP設立当初の内部被ばくに関する委員会の委員長だったK・Z・モーガンは、「ICRPは、原子力産業界の支配から自由ではない。原発事業を保持することを重要な目的とし、本来の崇高な立場を失いつつある」と述べています（『原子力開発の光と影—核開発者の証言』昭和堂、2003年、153頁）。ICRPは人間の命と健康より産業界と軍の経費節減要求を優先させたのです。核兵器製造や原発作業員の安全を考慮すると原子炉の運転はできなくなるため、$\alpha$線と$\beta$線による内部被ばくを排除したのです。

第6章　一億総がん罹患社会への道　197

広島・長崎への原爆投下後も残留放射線はないとし、内部被ばくを隠蔽し、放射線防護学を構築しました。内部被ばくの問題を提起した肥田舜太郎医師への脅迫めいた対応はこのためです。

日本政府も不定期に刊行されてきたICRP報告やIAEA（国際原子力機関）勧告をもとに種々の対応を行なっています。代表的な対応の一つが福島県民の年間線量限度を20mSvとしていることです。そして最近では帰還政策に邁進しています。事故当日出された「原子力緊急事態宣言」は６年経過しても非解除の状態であり、為政者による被ばくの正当化が続いています。

日本でもICRPに関与している学者やICRPの報告に詳しい専門家とか有識者と称する人たちが、政府・行政の委員会のメンバーとなっているため、国民不在の対策となるという構図となります。

医療関係者の教科書もICRP報告の内容で記載されているため、今回の事故が起こっても多くの医師をはじめとする医療関係者たちには問題意識が生まれないのです。

現在、福島県の一般公衆に対して、年間線量限度20mSvという非常識な線量を強いていますが、ICRPの一般公衆への人工放射線の年間線量限度の変遷を見ると、1953年勧告では15mSv、1956年勧告では５mSv、1985年勧告では１mSv（例外は認める）となり、健康被害の現実を踏まえて減少させています。そして1986年のチェルノブイリ原発事故を経験して、1990年勧告では１mSv（例外も認めない）としており、それに準じた基準が諸国の国内法に取り入れられています。日本の対応が例外的で異常なのです。

また、ICRPは「閾値なしの直線モデル」を認めており、BEIR（米国科学アカデミーの「電離放射線の生物影響に関する委員会」）と同様の姿勢を取っているのですが、事故後の日本政府は「100mSv以下では明らかな健康被害は他の要因も絡むことから証明することはできない」とする立場を取っており、国民の健康に関しては、より集団的無責任な態度に終始しています。これでは「国民の生命と財産を守る」として集団的自衛権を語る資格はありません。原爆投下後の最初の対応として、爆

198　第Ⅱ部　放射線の闇の世界を考える

心地から2 km以内の人を「被爆者」として認定しましたが、2 kmの地点での被爆線量が約100mSvとされているため、約100mSv以下の非被爆者の調査が充分には行なわれず、調査データが乏しいだけなのですが、健康被害が出ないと言いくるめているのです。

## ◇根拠のないシーベルト（Sv）という内部被ばく線量

ICRPの疑似科学的核物理学物語においては、まず放射性物質を「気体」の時の測定から始まり、それを基にして計算やデータを分析し、理論を構築しています。このため放射性物質が微粒子としても存在することを軽視し過小評価しています。核産業の発展過程で放射線の健康被害に関して深刻なものは隠蔽され、影響を過小評価する手法が取られていますが、その代表的なものが放射性微粒子の体内取込みによる内部被ばくの問題です。

気体中の放射線量は物理量であり信用できますが、この線量を人体影響に結びつける過程で問題が生じます。まず吸収線量は1グレイ（Gy）＝1J／kg と定義されていますが、この定義量では生体への影響は説明できません。もちろん1 Gyと10Gyでは10倍のエネルギー付与として相対的な比較はできます。

しかし、原爆投下時の米国の公式見解である「全身被ばく7 Svが致死線量」を考えてみると、X線やγ 線の場合は放射線荷重係数は1 としているので、体重60kgの人が7 Sv全身被ばくした場合、熱量の付与は60×7＝420J＝約100calとなります。熱量換算では、約150Kcalであるおにぎり1個の1500分の1です。付与された放射線量を熱量換算した吸収線量の定義量では、人体影響は説明がつきません。ましてや放射性微粒子による内部被ばくの場合は1 kgの物質に放射線は届きません。Gyという単位はSv換算の基になる定義量ですが、それ自体が放射線物理学と分子生物学のインターフェイスとはなっていないと言うべきなのです。

また、局所の限られた範囲しか被ばくしない内部被ばくの線量も外部被ばくと同様にGyから換算されて語られています。

等価線量は「Gy×放射線荷重係数」として計算していますが、たと

第6章　一億総がん罹患社会への道　199

えばトリチウム（３H）のβ線の係数は１ではなく、実験結果では1.5
〜２とされています。

　また、全身の人体影響については、空間的線量分布を無視し、組織荷
重係数というまったく実証性のない仮想の係数を使い、Svという全身
化換算した単位で論じていますが、性別や年齢などの補正もありません。
こうした根拠のない非実証的な組織荷重係数を組み合わせたSvという
単位では人体影響を正確に評価できません。Svの隠された意図は、放
射線の種類、被ばく部位、被ばく形態、被ばく者の違いなどを一緒にし
て、健康被害と線量との相関を分析できないようにすることにあると勘
繰られても仕方がないほどインチキなものなのです。

　放射線の影響は原則として被ばくした部位や臓器にのみ現れるのであ
り、被ばくしていない部位にまで係数を使って全身化換算する手法自体
が間違っているのです。

　胸部単純写真を撮影する場合、被ばくしているのは胸郭部であり、そ
れ以外は散乱線です。したがって本来の被ばく線量はせめて胸郭部の等
価線量として表現されるべきであり、全身化換算した実効線量で表すこ
と自体が問題なのです。また医療における放射線の利用は「リスク・ベ
ネフィット」の観点から論じられるべきです。個人にとって診断や治療
を行なうという利点ために放射線被ばくすることは代替え手段がない場
合は仕方がありません。必要悪として放射線を使います。しかし原発事
故による被曝はまったく不当な被ばくであり、また発電技術は代替え手
段があるのです。

## ◇放射性微粒子の存在について

　原発事故で放出された場合、放射性物質が微粒子として存在すること
を想定していませんでした。しかし実際には事故で放出した種々の放射
性物質は、中性子線以外は荷電されており、大気中では何らかの物質
と電子対となり、安定な微粒子となり存在しています。結合した物質
によって塩化物、酸化物、水酸化物となり、土・砂・塵などと付着し
ています。福島原発事故後はセシウム・ホットパーティクル（Cs Hot

Particle）ともいえる放射性微粒子の存在が確認されており、健康被害の本態に迫る知見が報告されています。チェルノブイリ事故でも同様に放射性微粒子の存在が報告されています。

　筑波市の気象研究所で事故直後の大気中の浮遊塵を捕集した研究から、2013年8月に足立光司氏はセシウム（Cs）を含む不溶性の球状微粒子の存在について報告（K. Adachi, et al : Scientific Reports Volume: 3. 2554 : 2013.8.30.）しています。それによると、走査型電子顕微鏡に装着されたエネルギー分散型X 線スペクトロメータによる分析で、セシウムの明瞭なピークが認められ、鉄や亜鉛も含まれていました。

　2011年3月15日の採取試料には、0.5ミクロン（μm）以上の粒子が大気1立方メートル（㎥）あたり平均4100万個含有されており、1回目のプルームに含まれる放射性物質の大部分が球形で、メルトダウンによって核分裂生成物と炉材の一部が蒸発・気化し、早い段階から凝縮した形態となっており、セシウムを含む微小粒子は直径2.6ミクロン（μm）で、Cs-137＋Cs-134が6.5ベクレル（Bq）であったと報告されています。まさに Cs Hot Particle です。なお、この"Cs Hot Particle"を水に漬けた後で回収し、表面形状を観察したところ変化はなく、不溶性（難溶性）と判断されました。

　この微粒子の問題は2014年12月21日（日曜日）23時30分からのＮＨＫのＥテレサイエンスZEROで「謎の放射性粒子を追え!」と題して取り上げられました。

　科学的に考えれば、少しも"謎"ではありませんが、放射性微粒子の存在を想定せず、気体中の放射線量を測定することから出発しているICRPの理論では"謎"だったのです。

　図表6－1にイメージングプレートで証明されたセシウムを含んだ微粒子を示します。これは南相馬市の小学校前に2013年7月26日から10日間設置したハイボリュームダストサンプラー（地上1メートル）のフィルターをイメージングプレートに重ねて画像化したものです。事故後2年以上経過しても空気中にはセシウムを含んだ微粒子が浮遊しており、呼吸により体内に取り込まれているのです。復興のためと称して福島県

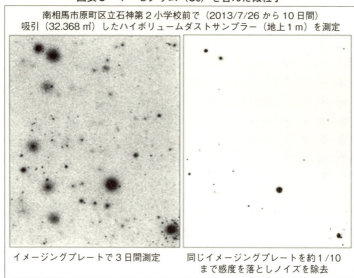

図表6－1　セシウム（Cs）を含んだ微粒子

南相馬市原町区立石神第2小学校前で（2013/7/26から10日間）吸引（32.368㎥）したハイボリュームダストサンプラー（地上1m）を測定

イメージングプレートで3日間測定　　同じイメージングプレートを約1/10まで感度を落としノイズを除去

内でマラソン大会などを開催するということがいかに愚行かがわかります。

　月刊誌『科学』（岩波書店）の2016年8月号に注目すべき論文が掲載されています。広島大学原爆放射線医科学研究所の研究者が書いた「広島原爆被爆者における健康障害の主要因は放射性微粒子である」というタイトルの論文（大瀧慈・大谷敬子『科学』86巻8号（2016年）0819-0830頁）です。原爆投下後、残留放射線の存在を否定し、また内部被ばくを無視・軽視してきた歴史を根本的に見直す視点が71年目にして初めて政府側の立場で発言してきた研究機関から発表されたのです。原爆投下後に入市した人たちの健康被害は「黒い雨」に含まれていた放射性微粒子の体内取り込みによる内部被ばくであり、残留放射線であることが報告されています。

◇微粒子サイズにより体内動態は異なる

　さて、こうした放射性微粒子が呼吸や食事で体内に取り込まれた場合

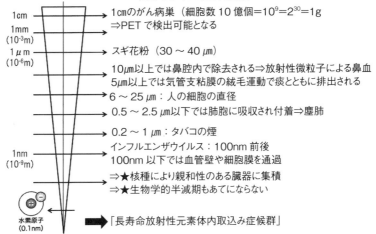

**図表6−2　微粒子サイズと体内動態**

はどうなるのでしょうか。この問題は図表6−2に示すように微粒子のサイズによって体内動態はまったく異なります。

ちなみに人体の細胞の直径は6〜25μmであり、タバコの煙は0.2〜1μmであり、インフルエンザウイルスは0.1μm（100nm）前後です。花粉などの微粒子は30〜40μmであり、気管・気管支粘膜の絨毛運動で上気道や鼻腔内に排出されます。Cs Hot Particleの微粒子を呼吸で取り込んでも微粒子サイズによって体内動態は異なります。微粒子が気管・気管支粘膜の絨毛運動で排出され鼻粘膜に付着し密着していれば、鼻血の原因となります。

福島原発事故後の鼻血の原因は、気管粘膜の絨毛運動で排出された放射線微粒子が鼻腔内の静脈が密集しているキーゼルバッハ部位の粘膜に付着して高線量の被ばくを受けたためなのです。

500mSv以上でなければ骨髄障害が起こらず、出血傾向が出ないので、鼻血は出ないと主張するICRPの信奉者には考えられないことなのです。放射線障害で骨髄機能が侵され、血小板が減少し、出血傾向が出れば、脳出血や消化管出血などの致命的な事態も想定しなければならず、鼻血

どころではありません。放射線の影響を考える場合の基本は、症状や影響が出ている部位の被ばく線量を考えればよいだけのことなのです。局所の影響を全身化換算した実行線量で考えること自体が間違いなのです。

大気汚染のPM2.5が問題となるのは、この程度のサイズから肺胞にまで達するためです。100ナノメートル（nm）以下では細胞膜や血管壁を通り、血管内に入ります。血流に入れば全身を循環し、胎盤の血液循環を通して胎児も被ばくします。核種によっては臓器親和性があり、その臓器に集積されるため電離密度も高くなり影響は強くなります。血中に入ったセシウムであれば、カリウムと類似した体内動態となり、筋肉などほぼ全ての臓器に取り込まれます。

食品から摂取するカリウム（K-40）は、体内ではKイオンとして存在していますが、原発事故で放出されたセシウムの微粒子サイズは大きいため、心筋などでは細胞膜のKチャンネルを障害し、細胞内外のKのバランスを崩し、心伝導系の異常をきたし、不整脈を生じ最悪の場合は若者でも突然死につながります。

またストロンチウム（Sr）であれば2価アルカリ土類金属のカルシウム（Ca）と同族体であるため骨に蓄積します。半減期29年のストロンチウム90の骨組織への取り込みは造骨活性に依存するので、成長期の子どもの骨に取り込まれ蓄積し、βを放出し続けます。またストロンチウム90はβ崩壊してβ線を出してまずイットリウム90（$^{90}$Y）に変化し、このイットリウムはさらにβ崩壊して安定なジルコニウム90（$^{90}$Zr）に変化します。イットリウムは膵臓に臓器親和性を持っており、膵臓でβ線が放出されれば糖尿病や膵臓癌の発生にも関与している可能性も否定できません。ストロンチウムの海洋汚染が全世界で4億人を超えた糖尿病患者さんの増加にも関与していることも疑う必要があるかもしれません。

またカルシウムの体内動態と類似しているストロンチウムはいろいろな細胞の核の周りの蛋白などの$Ca^{2+}$結合部位にCaに替わって結合しやすく、未解明な多くの疾患に関係している可能性も否定できません。

こうした放射性物質の臓器へ侵入する経路や滞在時間や集積・蓄積に

より影響は異なります。この状態を考えれば、チェルノブイリ事故後のがん以外の慢性疾患の増加も医学的には説明ができます。いわゆる「長寿命放射性元素体内取り込み症候群」として考えることができるのです。

## ◇放射性微粒子近傍の線量と内部被ばく線量の過少評価

　被ばく形態の違いを例えると、「**外部被ばくは、まきストーブにあたって暖をとること、内部被ばくはその燃え盛る"まき"を小さく粉砕して口から飲み込むこと**」と表現できますが、どちらが危険かは誰でも理解できるでしょう。また粒子線である$\alpha$線・$\beta$線では飛程が短く、周囲の細胞にしか影響しません。

　空間的線量分布を考慮せずに、限局した範囲の細胞の線量を、臓器（等価線量で表現）や全身化換算（実効線量で表現）することはできないのです。内部被ばくの実効線量の計算では、放射性物質の近傍の限局した局所の細胞にいくら当たっているかを計算するのではなく、全身化換算することにより、超極少化した数値となります。大人の場合は内部被ばくの線量を50年間の預託実効線量として計算しても線量分布は考慮外です。この内部被ばくの線量の過小評価の誤魔化しを例えると、「**目薬は２、３滴でも眼に注すから効果も副作用もあるが、この２、３滴の量を口から飲ませて、全身投与量は非常に少ないので心配ない**」と言っているようなものです。

　外部被ばくでは被ばくしている範囲はほぼ一様に被ばくしていますが、放射線のエネルギーの違いで体内の深さや組織の密度などにより被ばくする線量は異なります。しかし内部被ばくでは放射性物質の周囲の細胞だけが被ばくするのです。$\alpha$線では体内での飛程は40$\mu$mほどで、$\beta$線であれば数mm～１cm程度であり、その周囲の細胞にだけエネルギーを放出するため影響は大きいのです。

　では、放射性微粒子の近傍はどの程度被ばくするのかを考えてみます。放射線の検出法は基本的には「放射線と物質との相互作用」を利用して測定していますが、その相互作用の中心は「電離」ですから、その電離量を測定しています。具体的には、①そのまま電気信号として測定す

第6章　一億総がん罹患社会への道　205

図表6-3　指頭型線量計と放射性微粒子の線量測定の限界

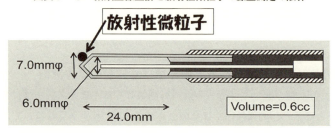

図表6-4　イリジウム線源の深部率曲線

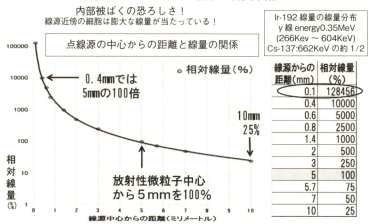

るもの、②電離電子が周囲の原子を励起し発光現象を発生させる場合は、この発光量を検出し測定するもの、③電離電子が発生し物質内の化学的な状態が変化する場合は、化学的な変化を発生させた原子や分子の量を測定することで放射線を検知しています。

　この種々の検出法のなかで最も正確な線量測定の方法は「電離」量を電気信号として指頭型線量計などで測定する方法です。図表6-3に指頭型線量計を示しますが、線量計の先端の1ccにも満たない指頭型の気

体中の電離量の測定は線量計の外の放射線量の平均的な量であり、放射性微粒子が線量計に接していても微粒子の極近傍の線量の測定は技術的にできません。

　放射性微粒子の極近傍の線量の測定は技術的に不可能であり、そのためモンテカルロ法（乱数を用いて数値計算を行ない，問題の近似解を得る方法）などで架空の計算をするしかありませんが、隣接している部位はとんでもない高線量の被ばくとなっているのです。

　図表6－4は医療用イリジウム（Ir－192）線源を点線源として医療用治療計画装置で計算したものです。線源の近傍は電子平衡が成立せず、正確には測定できませんが、線源から5㎜離れた距離ではほぼ正確な線量を測定できるので、5㎜の点を100％とすると、0.1㎜の点では1284倍となっています。単純に放射線の減弱を距離の逆2乗の法則で考えれば、50×50＝2500倍となります。測定機器の限界から、正確な測定もできないほど線源近傍の細胞は被ばくしているのです。

　0.1㎜でもここには10層（1個の細胞サイズを10μmとした場合）の細胞があります。この線源に接している細胞は膨大に被ばくしていることとなり、障害を起こしたり、がん化してもまったく不思議ではないのです。

　放射性ヨウ素の取込みで甲状腺がんが発生することはよく知られていますが、これは内部被ばくそのものであり、放射性ヨウ素の近傍が膨大に被ばくするので甲状腺がんが発生するリスクが高くなるのです。発がんを臓器換算した甲状腺の等価線量との相関で議論されたりしていますが、内部被ばくによる発がんですので、等価線量とはあまり相関しないのです。

　放射性セシウムの微粒子が鼻粘膜に密着した場合も同様に鼻粘膜には膨大に線量が当たっているのです。セシウム－137ではβ線も出しますので、影響はより強いものとなります。図表6－5はセシウム－137の深部率曲線をモンテカルロ法で計算したものです。骨髄の被ばく線量とは全く関係なく、鼻血の原因となることが理解できると思います。

　第Ⅰ部第1章の小線源治療の項で述べたように放射性物質が密着して

**図表6－5　セシウム137の深部率曲線**

Cs-137の深部率曲線（内部被ばくの恐ろしさ）

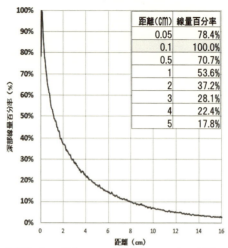

甲状腺がんの発生には10～15％はセシウムが関与？

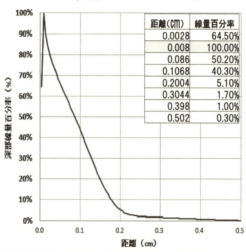

吸収線量は半径20cm×50cmの円柱水ファントムの吸収線量を示す。
円柱水以外の空間は真空。計算はモンテカルロ（Phitsバージョン2.81）

208　第Ⅱ部　放射線の闇の世界を考える

図表6-6　人体影響の種々の因子

＊総線量、被ばく体積・面積（範囲）、総量率（急性or慢性）
＊外部被ばくと内部被ばく（＝線量分布がまったく考慮されていない）
＊放射線は基本的には当たった細胞にしか影響しない
　局所の小範囲の線量も組織等価線量や人体の実効線量に換算する手法では、局所の影
　響は評価できない（目薬1滴を全身化換算）
＊エネルギーの問題（数eV ～ KeV ～ MeV）
＊LET（Linear Energy Transfer、線エネルギー付与）の問題
＊細胞周期と放射線感受性の問題（G2・M期の細胞が影響大）
＊放射線の影響の物理量としての評価単位の問題（G r =1J/kg）
＊微粒子としての存在・サイズの違い・動態についてはまったく想定外
　・サイズによって人体影響は異なる（$\mu$m、nm、元素イオン）
　・核種ごとの臓器親和性（集積・蓄積）の無視
　⇒「長寿命放射性元素体内取込み症候群」の解明が必要

いる場合は正確な測定は技術的にできないのですが、膨大な線量が当たっているのです。しかしこうした簡単なことが御用学者や政治家がまったく分かっていないのです。このようなICRPの計算方法では内部被ばくの線量は本当に当たっている細胞集団の数万分の１～数十万分の１の線量となります。内部被ばくの線量を全身化換算して実効線量（Sv）に換算することがいかに無理なのかを知るべきです。

## ◇ICRPの催眠術からの覚醒を

　内部被ばくの影響を評価する場合、ICRPの考え方は、「線量が同じであれば、外部被ばくも内部被ばくも人体影響は同等と考える」と取り決めています。ここでは空間的線量分布はまったく考慮されていません。こうした基本的な問題を考慮せず、誤魔化しで構築されているのがICRPの理論なのです。そしてさらにこうした生体影響を正確に反映したものではない実効線量だけで議論され、対策が立てられていることが二重の誤魔化しなのです。

　人体影響は単に線量だけではないことも知るべきです。1945年の原爆投下のデータを根拠に組み立てられたICRPの理論的破綻は明確であり、それ以降の最近の放射線生物学の知見を取り入れて検討してないICRPには呆れます。原子力政策を進めて利益を確保することだけしか頭にない人達は再考する姿勢もありません。放射線の人体影響に関係するいく

第6章　一億総がん罹患社会への道　209

図表6-7　放射線量の規制値の変化
御都合主義の「後出しジャンケン」手法

| | F1事故前 | 倍率 | F1事故後 |
|---|---|---|---|
| 体表面汚染の<br>スクリーニング・レベル | 13,000cpm | 7.7 倍 | 100,000cpm |
| 公衆の年間<br>被ばく上限 | 1mSv/年 | 20 倍 | 20mSv/年 |
| 緊急作業時<br>年間被ばく限度 | 100mSv/年 | 2.5 倍 | 250mSv/年 |
| 放射性廃棄物基準 | 100Bq/Kg | 80 倍 | 8000Bq/Kg |
| 被ばく管理方法 | 空間線量率 | 5〜70 % | 個人被ばく線量 |
| 除染ゴミの処理 | 究極の後出しジャンケン | | 資源としてばら撒く |

つかの主な要因を図表6-6に示します。

　ICRPの理論では最近の放射線生物学の知見を充分に採用していません。
①エネルギーの問題（数eV 〜 KeV 〜 MeV）、②LET（Linear Energy
Transfer, 線エネルギー付与）の問題、③細胞周期と放射線感受性の問
題（G2・M期の細胞が影響大）、なども検討すべきです。こうした基
本的な問題を抱えて、生体影響を正確に反映するものではない実効線量
だけで議論されています。Svとは物理単位ではなく放射線防護の目的
から、晩発性の放射線の影響を考える目安として導入された単位ですが、
このSvだけで人体影響を考えるのは無理なのです。

　遺伝子解析もできる時代となっているが、内部被ばくを過小評価し、
研究は「しない・させない・隠蔽する」という姿勢で、「放射線皆で当
たれば怖くない」という棄民政策を行っているのが日本の現状なのです。
また1kg当たり8000Bq以下の除染土を全国の公共事業に使用するよう
な不見識な政策で「一億総被ばく国家プロジェクト」が進んでおり、福
島県内に住む人々だけでなく、日本人の健康問題が憂慮されます。事故
が起きたら既存の法律も無視して、図表6-7に示すように、ご都合主
義的に規制値をゆるめる手法では国民はたまったものではありません。

210　第Ⅱ部　放射線の闇の世界を考える

2011年3月11日に出された「原子力緊急事態宣言」は7年目を迎えても解除されていません。規制値の緩和により、為政者の被ばくの正当化は何時まで続くのでしょうか。国民は冷静に考えるべきです。政治家選びも寿命のうちなのです。

　原発の問題は、単に人体影響ばかりでなく、"戦争では国破れて山河あり"ですが、"原発事故では山河なし"なのです。「コスト・ベネフィット」を根拠にした原発稼働の理由も、使用済み燃料棒の処理や廃炉費まで含めると破綻しています。科学的にも医学的にも放射線の健康被害に関しては経済的利害を超えて真実を解明するという独立性を持って進められるべきです。　真実の健康被害のデータを基に社会全体としてどのように使うかは次の問題です。全国にばら撒かれた原子力発電所にミサイル一発撃ち込まれれば簡単に負ける国なのに、戦争ができる国にしようとする見識の無さと相通じるものです。日本国民はICRPの催眠術から覚醒し、『放射線不感症』の治療をすべきだと思います。

初出：「放射線の健康被害を通じて科学の独立性を考える」『北海道医報』1166号（2015年11月1日）、22〜25頁。「がん医療の今」No.336（2017年8月8日）掲載。

# 第Ⅲ部
# 日本の医療と
# 健康問題を考える

# 第1章　崩壊する社会保障制度

## ◇金の切れ目が命の切れ目

　節度や見識をなくして過度に私欲と利便性にこだわった人間の経済活動の末に、地球環境は悪化し、近い将来は人類の生存をも脅かす事態となりつつあります。

　人類を豊かにする目的であるはずの科学文明は、金融市場原理を絶対とする資本主義と結びつき、欲望を満たすことに奔走する社会で貧富の差を拡大させ、経済格差を生み出しています。こうした社会では人の心は荒廃し、犯罪も増加します。

　原発事故後の対応を見れば、原子力村の原子力企業複合体とも原子力マフィアとも言えるパワーに驚く一方で、ドジョウ首相（野田元首相）をはじめとした政治家たちのメルトダウン状態には呆れるばかりです。「国民の生活が第一」という政党もできたらしいですが、それならば「国民の命が第一」という政党もできてほしいものです。大飯原発の再稼働を受けて、ドイツでは「日本政府は新しい法律を作ったようです。地震と津波を禁止すると」（シュピーゲル）と揶揄されています。日本は、報道内容を信用し受け入れる「うのみ度」は世界一高く72％の国民が鵜呑みにすると言われています。これではエセ科学者やエセ有識者の出番が多いはずです。

　従来から富の源泉は「労働力」であり、余剰価値を生み出し、その不均等な富の分配が経済格差を生み出してきましたが、現代社会では「労働力」だけではなく、「科学技術」や「情報」が富を生む源ともなっているため、社会の格差はより拡大する時代となっています。

　こうした経済格差が拡大する社会で、今後の日本は高齢化と人口の減少により、目覚ましい経済成長は望めません。しかし国民が最も希望し

214　第Ⅲ部　日本の医療と健康問題を考える

ているのは裕福で贅沢な生活ではなく、ささやかでも老後も健康で安心して人生を全うできる社会です。そしてそのポイントとなるのは、社会保障制度の充実です。そのためには年金、医療、介護、育児・出産支援などの社会保障の給付と負担のバランスについて総合的・一体的に考え、抜本的に見直す必要があります。政局まみれの国会で消費税を上げても根本的な解決にはほど遠いのが実際です。

　社会保障とは国民が最低限の生活ができることを国家的なレベルで保障することであり、医療においては国民皆保険制度があります。またその制度は、介護や障害者支援などの福祉も含めた幅広い弱者救済の仕組みであることが重要です。しかし、万札をかき集めることだけを目的とした社会では、社会倫理や人権などは簡単に破棄されます。数年前から叫ばれている医療崩壊はまさに社会崩壊の一側面であるという基本的な認識を持って対応しなければ、医療崩壊の問題も解決しません。

　科学・医学の進歩は、科学性・合理性・効率性・技術の進歩であり、生命の延長はその結果にすぎないのです。そして医学とは生物としての人間がより快適に生きるための手助けです。憲法で基本的人権が保障されている以上、誰もが健康で生きる権利があり、公平に最善の医療も受ける権利があり、それを保障する仕組みとして、世界に誇れる皆保険制度がつくられたのです。しかし、最近の景気の悪化と経済格差により国民健康保険料の滞納者が増加し、「無保険」状態の人も増え、皆保険制度は崩壊の危機に直面しています。国民健康保険料の未払いが約500万世帯となっています。このままでは“金の切れ目が命の切れ目”となりかねません。がん医療では、分子標的薬や抗体医薬の出現により薬価は急上昇しており、このままでは一部の金持ちと生活保護者だけが安心して満足ながん医療を受けることができる状況となります。なんとも不条理で問題です。


◇**失われた10年**

　1990年代のバブル経済がはじけた後の10年間は失われた10年と言われました。景気対策として公共事業への投資を拡大する財政政策を行な

第1章　崩壊する社会保障制度　215

いましたが、効果は少なく債務だけが蓄積したのです。景気対策として税金のバラマキを行なっても、将来の生活不安が強い国民にとって、お金を使う方向には動かず、貯蓄する方向を強めただけでした。

1994年からは米国から「対日年次要望書」が出され、「混合診療の認可」と「公的医療費の圧縮」が求められてきました。政府・財務省は米国の要望に沿って、社会保障関連の財政支出を削減し続けています。また小泉内閣の時代は郵政民営化により、国民の膨大な貯蓄を海外の金融資本が狙える仕組みを作り上げてしまいました。

政府は、国および地方の財政赤字（国債・地方債の発行高、各種借入金などを合計した債務残高）として約1000兆円の債務があるとし、生活保障の切り詰めを続けています。

毎年、赤字国債を発行してまで公共事業を維持し、バブル崩壊後のゼネコンや大手銀行の不良債権対策と長期化する不況対策のために、1990年代に入ってから一挙に国債の発行額は200兆円を超えました。そして誰も責任をとることもありません。しかし、これほど勤勉な国民性の日本人の国が本当にそんな借金大国なのでしょうか。もし事実だとしたら政治そのものの責任ですが、同時に、そんな政治家を選んでいるのは我々国民なのです。もっとも本当に利口な人は選挙には出馬しないでしょうから、有権者としても困ってしまいます。

太平洋戦争中は、多額の軍事国債を発行し、さらに東条英機も関わり中国でアヘンの栽培を行なって軍事費を稼ぎましたが、戦後の超インフレにより、債務をチャラにしました。しかし今時こうした事態は国民生活の混乱を考えれば現実的な対応とはなりません。約500兆円強の日本の国内総生産（GDP）以上に債務を抱えている先進諸国はありません。しかし戦時下に匹敵する債務を抱えた国の再生は、まず安定した社会を実現し、長期展望のもとに債務返済を行うしかありません。そのためには現状の政府の対応を根本的に変える必要があります。

## ◇世直しの処方箋

『広辞苑』によれば、「経済」とは「世の中を治め、人民の苦しみを救

うこと」であり、「経世済民」、「経国済民」の略です。しかし現在の日本の理念なき時代遅れの政府が操縦する「経済」により、国民の苦しみを救うのではなく、逆に国民を苦しめているのです。では世直しの処方箋として何が考えられるのでしょうか。一言でいえば、公共事業に偏った予算配分を社会保障制度に回すことです。2011年3月11日の東日本大震災と福島第一原子力発電所の人災事故により、さらなる公共事業費が増え、東北地方の復興を名目に私の給料も10％減となりました。しかし無駄な除染に膨大な費用をかけ、除染作業を請け負っているのは随意契約による大手ゼネコンです。

　老人が増える社会では、恒常的に道路や橋、空港、各種の公共施設を作る必要性は低くなります。すでに日本は国土面積比ではダントツに世界一の舗装国です。国土整備などの大規模公共事業は基本的には発展途上国には必要なインフラ整備ですが、日本はほぼ終わっています。今後必要なのは、高齢社会の町づくりや生活基盤の整備に主軸を置く対策なのです。

　また予算が少ないからといって高齢者への給付を削減するのではなく、高齢者の労働力も社会に還元できる対策が必要です。ヨーロッパ諸国のように社会の安定や個人の生活を優先した「福祉国家」への方向転換が必要です。年金・医療・福祉などの社会保障の充実が、国民の最大の望みであり、将来の安心が担保されることによって、消費も増え、景気も上向きます。自国の利益を追求する「軍事国家」に追随し、官僚の生活と企業利益を優先する日本のあり方そのものを変えなければ明るい将来はありません。農耕民族で共同体として生活する人々がお互いに助け合ってきた村社会の日本が、国民性も文化も対極にあるような米国の社会に同化する必要があるのか、まったく理解できません。

　地域経済の活性化と雇用者対策は公共事業をしなければできないことではありません。医療は患者にとっては消費活動ですが、同時に医療に関わる人々にとっては生産的な労働です。最近では、「公共事業よりも福祉が雇用を増やす」という分析も出てきており、長期的な経済効果をもたらし、医療・福祉関係業界への雇用を促進する産業構造の変革が求

められます。

　また3分の1以上の労働者が非正規雇用であるという日本の現状は異常です。これでは若者は結婚も難しくなり、まして子どもを産み育てることは現実的に困難です。

　将来の生活設計がまったく立たない経済環境では、晩婚化、少子化、鬱病の増加、犯罪の増加が確実に起こります。雇用条件の悪化により、生活保護世帯も110万世帯を超え、高齢者は年金のずさんな記録管理によって安心な老後も奪われようとしています。そして40年以上も払い続けた末に支給される年金の金額は生活保護者よりも少ないというばかげた話もあります。

　もっとやりきれないのは、老後のための年金を長年払い続けても、支給される前に死亡する人です。本人にとってはまったくの「支払い損」であり、このよう不条理な仕組みはやはり根本から考え直すべきです。負担を次の世代に背負ってもらうのではなく、本来自分たちの生活は自分たちで賄うべきです。将来の世代も自分たちが生きるだけで精一杯である可能性が高くなります。

　今後の日本の総人口は確実に減り続けることから、さしあたっては間接税（消費税）を上げるしか方法はありません。現在の消費税は5％で、その税収は約13兆円強ですが、1％の消費税は約2.5兆円なので、消費税を10％とすると、約25兆円の税収入が得られます。20％では約50兆円です。現状の年金・医療・介護・障害者支援・生活保護などの社会保障費は約100兆円を要していますが、消費税を20％として、残りの50兆円は特別会計を切り崩して補えばいいと思います。利権省庁の天下りを受け入れ、補助金だけで成り立っている法人等は廃止すればよいのです。

　消費税20％とは穏やかではないと思われるかもしれませんが、同時にどうなるか分からない将来のための年金の積み立てや、医療保険料はなくすのです。年金生活者や生活保護者へは最低限の生活を保障する支援にとどめ、また生活に最低限必要なお米などの生活必需品だけは非課税とし、困窮者の生活を守ります。また生活保護からの脱却を促すことも必要です。

218　第Ⅲ部　日本の医療と健康問題を考える

この方法が、将来の世代に迷惑をかけることもなく、社会的に最も公平な方法であり、お金持ちは消費に比例して多くの消費税を納めることになります。

　またこの制度により、年金積立金や医療保険料の未払いの問題は解決します。でたらめな業務をしている社会保険庁は廃止します。税務署の業務は国税としての所得税と地方税そして、相続税とか不動産取得税の徴収のみとします。もちろん消費税の上昇分は、所得税や地方税の税率を下げることにより、国民の合計した税負担は据え置く配慮が必要です。また今まで将来の年金として徴収されていた人たちに対しては減額して、上記の基礎年金に上積みするような対応はしばらく必要かも知れません。

　また医療費の自己負担は年齢に関係なく一律１割とし、乳児や小児も、65歳以上の高齢者も、また生活保護世帯の人もすべて１割の自己負担とします。生活保護を受けている人が、働こうともせずに生活保護を継続するために病気でもないのに病気の診断書を求めて通院することも減少するはずです。高額療養制度の充実と工夫を行なえば実害は少ないと考えます。

　貨幣が社会の潤滑油として機能し、人間の生活を維持する武器であるとしたら、お金に関する問題は誰もが理解できる単純な税金の徴収制度と配分のルールにすべきです。

　毎日の生活のなかで全ての人が関係する所得税と地方税と消費税だけはこうした仕組みで簡素化することにより、複雑な税法の網を潜って利益を得る人も減り、社会正義と公平性が確保できるはずです。たいへん大胆な意見かも知れませんが、長期的には日本の社会を安定化する方法であり、これくらいガラガラポンしなければ日本は再生しないと思います。

　当然、年金や医療保険は一本化し、国民年金や厚生年金や共済年金などの区別はなくします。終身雇用制の終焉と社会の流動化により、一生のうちで職業や職場は転々と変わります。そのたびに年金の種類が変化することに役所は対応できません。また離婚も増えている社会では、年金も夫婦単位の支給ではなく、個人単位で支給すべきなのです。

さらに医療保険も一本化します。現在の公的医療保険は国民健康保険、政府管掌健康保険、組合管掌健康保険、共済組合健康保険に区分され、掛け率も異なりますが、こんな複雑な仕組みは一般の国民にはよく理解できません。これも一本化して給付は消費税で賄う仕組みとすれば、雇用主の支出もなくなり、給与も上げることができるので、景気対策にもなります。

　一石二鳥、三鳥のメリットがあります。せっかく、総務省が国民総背番号制を引いたのであれば、年金も医療保険も一人一生一個人背番号で管理することにより確実で間違いのないシステムができるはずです。医療におけるカルテ番号もこの個人背番号に統一し、医療情報はIT化して保存し、病院と患者が共有することにより、他院を受診しても無駄な重複検査などは避けられ、医療費も激減します。

　また医療への支出を抑えるためには、診療報酬の請求業務（レセプト）をオンライン化し、その審査もITで処理すべきです。現在は社保や国保の支払基金事務所が年間約2000億円ものお金をかけて人海戦術で行なっていますが、無駄が多いことは明らかです。支払基金にかかる費用は厳密には医療費ではありませんが、このコストを節約するだけでも国民の負担は減ります。

　短期的な対応としては、特別会計の歳出削減と福祉へお金を回すことです。政府・財務省・厚労省は約1000兆円の粗債務額を強調して財政危機を強調し、これ以上予算がないとして、高齢化に伴う医療費の自然増加分も削減する方針を貫いています。これでは医療崩壊が進むだけで、医療格差が進行し、これからはお金持ちと医者とコネのある人だけがまともな医療を受けることができる社会となりかねません。

## ◇真実は現場にある

　医療と社会福祉の領域には、社会倫理の問題から考えて市場原理型の活動は制限されるべきですが、現実は市場原理型医療システムの導入が進んでいます。混合診療の導入と、それに伴う国民皆保険制度の崩壊です。

そもそも、医療費にどのくらいのお金を使うかを決めるのは、国民のはずです。そして医療政策の具体的な内容や対応については、「真実は現場にある」という視点で分析する姿勢が大事です。役所の机上の思惑や計算では現場の問題は解決しないのですが、厚労省は現場の実情を認識する努力を怠り、現場に無理を押しつけ、問題が生じても決して責任を取ることはありません。お上は決して間違わないという無謬性の意識がまかり通っています。

　政治主導と叫んでも国会議員には具体的な政策決定に際して参考となる現状分析や統計的な資料を作成する能力はないため、該当省庁が関連業界に有利な方向で作成した資料をもとに、議論し立案しているのが実態です。これでは実質的に官僚が日本の政治を握ることとなり、政治家は官僚の代理人にすぎない構図は変わりません。

　省庁の役人の意識は「1に官僚（省庁）、2に官僚」、どうせコロコロ変わるボス（大臣）ですから、自分たちの省庁の権益と既得権を手放そうとはしません。各種の特殊法人などが膨大な特別会計を使って存続し、役人の天下り先となっている現状を変えなければ、決して社会保障制度の充実は望めません。国民はもっと賢くなり、声を上げるべきなのです。

初出：本稿は『新医療』（2009年4月号）に掲載した「医療羅針盤―私の提言　国民は声を上げ、社会保障制度の崩壊を防ぐべきだ」の原稿を短縮・加筆・修正し、札幌市医師会白石区支部発行の「白石区支部だより　第29号」（2012年10月20日）に掲載されたものです。

# 第2章　科学・医学の光と影

## ◇時代のターニングポイント

　人間の進歩に比べて、科学技術の進歩は加速度的な勢いで世界を変えています。人類はその恩恵を受け、便利さには勝てないという思考となっています。しかし福島第一原子力発電所の事故は生活の在り方や文明の評価を問い直す契機となりました。戦後最大の社会や科学の在り方への警告であり、時代のターニングポイントとすべきと感じています。

　私の青春の書の一つに武谷三男著『弁証法の諸問題』があります。そこでは、自然認識における現象論、実体論、本質論といった「武谷三段階弁証法」が述べられています。物理学者であった武谷三男が35年前に著した『原子力発電』(1976年、岩波新書)で今回の原発事故の危険性を予測しています。元素の自然崩壊は誰にも止められず、一度事故を起こせば取り返しがつかないものとなる技術は避けるべきであり、科学技術の評価はリスク管理に要する費用まで含めて評価すべきことを教えています。また彼は、許容量(値)とか線量限度に関して、「利益と不利益とのバランスをはかる社会的な概念である」と述べ、科学と社会の関係を喝破しています。我々も自ら関わっている放射線治療をがん治療全体のなかで常に客観的に見ることを教えられているように思います。

　核物質を原子力と言い換えても、作業員の健康は保てないため内部被ばくの存在は不問に伏され、研究も進められてきませんでした。

　原爆投下直後も米国は残留放射線はないと公式に発言し、またICRPは1952年に内部被ばくに関する委員会の審議を打ち切っています。

　その後も核兵器製造のために内部被ばくの問題を隠蔽し、原子力発電へと展開する原子力政策を進めてきたのです。放射線による健康被害については、原子力推進の立場から修飾され、また不都合な真実は隠蔽さ

222　第Ⅲ部　日本の医療と健康問題を考える

れるという極めて政治的・経済的な立場からの内容で報告されてきました。しかし放射性同位元素の内部照射（内部被ばく）を使ってがん治療を行なってきた私の実感から言えば、内部被ばくを無視して論じることは極めてバランスを欠いています。科学・医学の真理は不偏不党ですが、その方向性は階級性を持つことを自覚する必要があります。

## ◇放射線の光と闇

21世紀は放射性物質との闘いの時代となりました。中国やインドの電力はまだ原発によるものが1～2％ですが、他の多くの開発途上国が原発建設を予定しています。世界各国が先進国並みの生活をめざし、石油エネルギーの枯渇に向けて原発を主にしたエネルギー政策がとられ、事故により地球全体が放射性物質で覆われるリスクは高くなります。こうした時代に生きるわれわれは放射線の被害を外部被ばくだけでなく、内部被ばくも考慮して科学的・医学的に分析し対応する必要があります。しっかりと放射線の光と闇、表と裏を見据えていく必要があるのです。ウランの埋蔵量も100年以下と言われており、狭い国土の地震大国である日本は原子力発電には不向きな国であり、新たな自然再生エネルギーへの転換を考えるべきです。現状の稼働している原発による電力は全電力の10％以下であり、他の発電技術の開発により対応できることを冷静に考えるべきです。

がん医療においても治療成績やQOLの向上ばかりではなく、国民が死生観を共有し、それをベースに効果費用分析の視点も導入して議論されるべきです。再生医療も臨床応用の段階となってきましたが、生殖医療がそうであったように医学的な問題や技術的な課題だけが議論されて、「命」とは、「生きる」とは、といった「生命倫理」の哲学的な問題は回避されたまま医学技術だけが独り歩きしています。この大震災を機にいろいろな課題に対して根源的に考え直す機会としたいものです。そのためには自らの考え方や活動を相対化し、客観化して見直すことが必要なのだと思います。「必要は発明の母」と言われますが、日本は脱原発をめざして再生自然エネルギーの開発を急ぐべきです。「原子力ムラ」の

ペンタゴン（政府・官僚・企業・御用学者・メディア）の懲りない面々は既得権益に固執せず、再考すべきです。これはイデオロギーの問題ではなく、人間としての見識と判断力の問題であり、国民や子孫に対する責任の問題なのです。

初出：『新医療』2011年11月号に「巻頭言」として掲載。

## 【補足】

　民主党から自民党へと政権が移行した結果、原発再稼働は着々と進められています。原発が稼働していなくてもまったく電力不足は生じませんでした。福島原発の事故処理と廃炉には約70兆円が必要と試算されていますが、この金額でも足りないでしょう。チェルノブイリ事故がソビエト連邦の崩壊の引金となったと言われますが、福島原発事故が日本崩壊の引金になりかねません。

　また安倍政権は、トリチウムを大量に出す加圧水型原子炉による原発を海外輸出することを推進しています。輸出に当たっては原発導入のための融資を日本が行ない、使用済み核燃料棒は日本が引き取り、事故が起これば日本が責任を持ち賠償する、というような3条件を付けて輸出に熱心です。本当にこれで良いのでしょうか。

# 第3章　子宮頸がんワクチン問題を考える
## ―予防接種より検診を！

◇はじめに

　HPV（ヒトパピローマウイルス）の16型と18型は子宮頸がん全体の約7割の原因となっているとされ、予防ワクチン（商品名：サーバリックスおよびガーダシル）が開発されました。世界120ヶ国以上で承認され、50ヶ国以上で公費による接種が行なわれていることから、当会でもこの発がんを抑える予防ワクチンの公費による接種を厚労省に要望し、日本産婦人科学会の意見も会報に掲載しました。2013 年4 月から定期接種（3回接種、約5万円）の対象になっています。

　しかし副作用の問題が明らかとなり、厚労省は定期接種から一転して「積極的には勧奨せず」という姿勢に変わりました。その理由は、接種直後や数日以内の失神や意識消失に関する報告が、他のワクチンに比較して多いことや、「原因がわからない」持続する痛みの報告が多いこと、そして自己免疫疾患を発症する危険性が否定しきれないことなどです。現実の副作用報告としては、2013年9月までに2名の死亡例を含む2320件の副反応が報告され、そのなかでも重篤な副反応は1083件とされています。また2013年10月から2014年3月末まででも副反応件数は180件（重篤例：150件、未回復例：45件）です。

　副作用の症状としては、失神・頭痛・発熱・全身の痛み・痙攣・呼吸困難・吐き気・記憶障害・計算障害・四肢の機能障害・歩行障害、難病、知覚異常、全身脱力、CRPS（Complex Regional Pain Syndrome, 複合性局所疼痛症候群）などであり、従来のワクチンでは見られないものがあり、一生を台無しにしてしますような中枢神経系の重篤なものが含まれています。

こうした現状のなかで、世界保健機構（WHO）のワクチンの安全性に関する専門委員会（GACVS）は2014年3月に「HPVワクチンの推奨に変更を来たすような安全性への懸念を確認していない」とする声明を出し、また多くの日本の著明な婦人科医達も、副作用が過剰に取り上げられているとして、接種を推奨する立場を維持しています。しかし、現在のWHOも最大のスポンサーは製薬会社となっており、また日本の産婦人科学会の重鎮達に多額の研究費が製薬会社から支援されている背景も頭に入れておく必要があります。そこで私なりの現状の判断を書かせていただきます。

## ◇ワクチンの製造手法の問題

　従来のワクチンは、①生きたウイルスの毒性を弱めた弱毒化ワクチンと、②ウイルスの増殖能力をなくした不活化したワクチンが使われています。ポリオの生ワクチンは感染のリスクがあり不活化ワクチンとして製造されています。しかし、子宮頸がんのHPVワクチンは、③ウイルスを分解して成分だけを取り出したスプリットワクチンです。これは、HPV16型と18型のウイルスタンパクを遺伝子操作で作り出し、これをウイルスのような形に再構成して作り直し、ウイルスに似たウイルス様粒子（VLP, virus-like particle）とし、抗原性を持たせたものです。

　すなわち遺伝子操作で抗原性に関係した蛋白成分を抽出し製造しているため、想定外の副反応が出る可能性は否定できないのです。こうして製造されたウイルス様粒子は遺伝子を持っていないので、体内で増殖はできませんが、充分な抗体ができないため、高濃度の抗体を血中に作り出し、また効果を持続させるためにアジュバントという免疫増強剤やアルミニウムを添加して製造されています。ちなみにサーバリックスはHPV 16および18のL1タンパクと免疫系を賦活させるリン酸化リピッドA（MPL）とアルミニウムをアジュバントとして添加しています。こうした免疫系の増強を工夫しアジュバントを添加した製剤設計のため、従来の弱毒化ワクチンや不活化ワクチンでは出現しなかった副反応が生じる可能性は否定できないのです。

226　第Ⅲ部　日本の医療と健康問題を考える

また世界中で数億人以上に使用されても日本ほど副反応が問題となってはいないとされていますが、こうした化学物質においては民族的・人種的な差異もありうると考えるべきです。肺癌の分子標的治療薬イレッサが人種により効果が異なることとも最近の教訓としてあります。

## ◇子宮がんの現状

　日本の女性が一生の間に子宮頸がんに罹る生涯罹患率は1.1％、生涯死亡率は1000人中３人（国立ガンセンター統計情報）とされていますが、最近は子宮頸がんは減少気味で子宮体がんが増加しています。最近の集計では子宮頸がんは１年間に約1万5000人が罹患し、１年間に約3000人が死亡しています。発がんの最大原因であるHPV感染は女性の約80％は生涯に一度は感染すると言われ、粘膜細胞の中に侵入したHPVは潜伏していますが、経過中に免疫力で90〜99％は自然に排除されます。また排除されなくとも、さしたる影響もなくがん化せずに終わるので、最終的には感染しても多く（98〜99％）はがんになりません。感染者の極一部の人が不幸にして発がんします。

　がん化しても、前がん状態を経て、数年から10数年の期間を経て臨床的ながんとなるため、この間にしっかりと検診を受けることが最も重要なのです。

　検診では細胞診を行ない前がん状態ともいえるクラスⅢb以上では治療の対象とされています。細胞診で前がん状態とされる異形成やHPV感染が検出されるのは20歳代が最も多いのですが、発がんと判断される０期は30歳代がピークとなっています。このため、子宮頸がんの検診では30歳以上は行なうべきだと考えます。

　０期とは非常に早期のがんで、子宮頸部の上皮内のみに認められる上皮内がんといわれるもので、100％適切な治療により治ります。そして０期（一部のⅠa期を含む）の病変に対しては子宮頸部の部分切除（円錐切除術）やレーザー蒸散やPDT（光線力学療法）で治療でき、若年者では妊孕能を温存して治療が可能なのです。

　さらに、子宮頸がんと子宮体がんは「子宮がん」と一括されて議論さ

第３章　子宮頸がんワクチン問題を考える　227

れることがありますが、実際には異なる疾患です。私が医師となった
40年前は頸がんと体がんの比率は9：1でしたが、現在は4：6であり体
がんが頸がんの罹患者数を上回っています。頸がんは衛生状態の向上な
どにより減少傾向で、また早期発見で治癒率も向上しました。

　しかし子宮体がんはホルモンが関係した疾患であり、増加の一途を
たどっています。米国人も日本人も、生産性を高めるために女性ホル
モン入りの餌で飼育した米国産の牛肉を食べるようになり、この40年
間で米国産牛肉消費量が5倍となり、ホルモン依存性のがんが5倍とな
っています。男性では前立腺がんであり、女性では乳がん、子宮体が
ん、卵巣がんなどです。もちろんこればかりが原因とは言い切れません
が、2015年の疾患別がん罹患者数の予測では、男性では始めて前立腺
がんが胃がんや肺がんを抜いて一位となり、女性では数年前から乳がんが
トップとなっています。この現状を考えれば、HPVワクチンによる頸
がんの予防は子宮がん全体の約3分の1しか予防できません。そのため
検診にこそ力を入れるべきであり、ワクチンに公的補助金を出すのであ
れば検診を無料にしたほうが医学的には効果的なのです。

## ◇おわりに

　HPVワクチンが子宮頸がんの死亡を減少させ、また接種後の効果が
どの程度持続するか等に関してはまだ十分なデータがなく、重篤な副作
用が出現しても賠償も責任も明確となっていない以上、私はワクチン接
種を積極的に推奨することはできません。むしろ当面は子宮体がんの検
診も含めて子宮がん検診を行なうことを推奨します。

　子宮頸がん予防ワクチンの医療経済性については、12歳の女児全員に
接種した場合、将来の治療費・がんの再検診費用および労働損失などの
間接費用を合わせると、社会全体で約190億円削減されると言われまし
た。また、将来的には頸がん死亡者を半減できると期待されましたが、
こうした副作用が起これば、この金額では削減額は飛んでしまい、多く
の被害者を生み出すこととなります。

　厚生労働省や製薬会社は、子宮頸がんワクチンの副反応とみられる

228　第Ⅲ部　日本の医療と健康問題を考える

症状について、"筋肉注射という針の傷みや医師の説明不足などの「心身の反応」が原因"とし、真摯な対応とは言えない現状が続いています。しかし、副作用の全てを心因反応で説明することは医学的に不可能であり、特に神経症状は説明ができません。

　被害者の治療費等の補助は一部の市町村で行なわれたり、ADR（裁判外紛争解決手続）により対応していますが、あまりにも加害者側は無責任と言わざるをえません。

　ワクチン接種を推奨している医師や団体へのワクチン製造会社からの資金提供やワクチン製造会社の政界へのロビー活動などの利益相反の問題も絡んで、なお医学関係者は推奨する意見が多いのが実際です。しかし、価値観が多様化している現代、リスクをどの程度受け入れるのかは国や医師が決めることではなく、接種対象者自身が判断すべきことであり、強制的に行なうべきではありません。また不幸にして副作用が出た場合は、社会人としての活動を奪われ、闘病生活を強いられる被害者にとって、金銭的な対応だけが救いとはなりませんが、誠意を持って手厚く対応すべきです。

初出：「がん医療の今」No.237（2015年7月21日）掲載。

# 第4章　がん検診を考える
## ―なぜ、いま、健診か

### ◇がん治療は早期発見・適切治療が肝心

　日本は世界一の医療被ばく国であり、2004年には日本人のがん罹患者の３．２％が診断被ばくが原因とされるという内容の論文まで出されています。またがん検診の有効性に疑問を投げかけ、「がん放置療法」まで言い出す医師も出現する昨今です。しかし、がん治療においては、早期に発見し治療することにより、低侵襲の治療で生存確率を高め、安い医療費で対応できることは明らかです。効率のよい低線量被ばくによるがん検診が検討される課題となっているのです。超音波検査装置の画像解像度の向上と血液検査による腫瘍マーカーやウイルス感染の有無などの検査が進歩した現在、今一度がん検診のあり方を考えるべきです。

　具体的には各市町村で現在行なわれている検診の5つの疾患（胃がん、大腸がん、肺がん、乳がん、子宮がん）は2015年の予測がん罹患者98万人のうち53%を占めますが、肺がんの次に死亡者数が多い肝臓・胆嚢・膵臓の領域のがん検診はされていません。現状では進行がんで発見され、死亡者数が増加している肝・胆・膵などの臓器に対する検診体制も望まれます。

　肺がん検診では被ばく量の多い毎年のＸ線間接撮影は止め、３～４年に一度のCT撮影に変えることも検討すべきです。戦後、国民病だった結核対策として「結核予防会」が胸部写真撮影を開始しましたが、結核による死亡者が激減し、がん対策に業務を切り換え、対がん協会を中心として肺がん発見のために胸部写真を撮り続けている歴史的な経緯があります。

　現在の肺がん検診では胸部間接撮影を行なっていますが、病院で通常

230　第Ⅲ部　日本の医療と健康問題を考える

撮影される直接撮影よりも被ばく線量が多くなります。

　50年前の手法に固執することなく、CT撮影も検討すべきです。米国の肺がんリスクの高い被験者5万3454人を対象とした無作為化比較試験（NLST試験）では、CT検診により、肺がん陽性率はCT群24.2％、胸部X線群6.9％であり、CT検査群の肺がん死亡率の方が20％低かったと報告されています。

　胃がん検診も、早期がんの発見が容易でなく、透視による被ばく線量も多いバリウム撮影を止め、ピロリ菌感染者を対象とした内視鏡検査とすべきです。1975年に胃がんで5万人が死亡していますが、それ以降も現在まで40年以上も約5万人が死亡しており、従来のバリウム造影検査では死亡者数を減らしていません。この40年間で胃がん全体の生存率は約25％上昇しましたが、それは早期胃がんの発見によるものです。早期胃がんを発見するため、バリウム造影検査ではなく、細く改良され負担が少なくなった内視鏡検査が胃がん検診に導入されるべきなのです。

　また低い管電圧で撮影するため被ばく線量が多くなる乳房撮影も止めて超音波診断に切り替えるべきです。カナダのNational Breast Screening Studyに、最長25年に及ぶ追跡調査の結果から、「マンモグラフィ検診は乳がん死を抑制しない」という報告が出され、ノルウェーからはマンモグラフィ検査は乳がん発生率に影響しているという報告もあります。乳房X線撮影は二次検査として活用すべきです。

　子宮がんにおいても子宮体がんが増加している現状では、検診によって妊孕性を確保できる早期の処置が望まれます。これは少子化対策にも通じる対応です。子宮頸がんワクチンの副反応が問題となっていますが、弱毒化ワクチンでも不活化ワクチンでもなく、遺伝子操作によりHPVウイルスを分解して成分だけを取り出し、アジュバントという免疫増強剤を添加したスプリットワクチンである子宮頸がんワクチンではまだ予測できない想定外の副反応のリスクの解明は充分にはなされておらず、当面はワクチン接種よりも検診を心掛けるべきです。

　また肝臓・胆嚢・膵臓のがんも進行がんで発見されることが多く、死亡者数も多いことから検査体制が検討されるべきです。肝臓がんでは肝

炎ウイルスが9割発がんに関与していることが知られています。C型とB型肝炎ウイルスの感染の既往の有無をHCV・HBV検査によりチェックし、キャリアを対象として肝・胆・膵の超音波検査を行なうようなことが望まれます。

### ◇一億総奇病・難病社会・一億総がん罹患社会

　2人に1人ががん罹患すると言われる時代ですが、今後の日本では福島原発事故による放射性物質の飛散による「長寿命放射性元素体内取込み症候群」とも言える発がんや慢性疾患が確実に増加します。また日本は単位面積当たりで比較すると世界一農薬が使用されており、また残留基準値も緩いのが実態です。さらに、遺伝子組換え食品は世界一流通しています。最も使われているネオニコチノイド系農薬が自閉症の主な原因であることも判明しました。農薬・化学物質・遺伝子組換え食品の摂取や放射線被ばくにより、相乗的に健康被害の増加が予測される時代となっています。日本人の生活のあり様を考えると同時に、がん検診を保険診療にすることにより、最終的には低額な医療費ですむ早期がんで発見し治療する必要があります。政府は「一億総活躍社会」と叫んでいますが、このままでは「一億総奇病・難病社会・一億総がん罹患社会」となりかねません。

　今後は抗がん剤の価格も高騰しますが、早期がんの発見により、抗がん剤を使用しないですむ治療が望まれます。そのためにはハイリスク群の検討を行い効率性も考え、低線量被ばくも考慮した検診をさらに普及させるべきです。検診を保険診療とすることにより、最終的には医療費も削減できるのです。最後に今後の放射線被ばくを極力低減したがん検診（一次検診）のあり方についての私見を図表4−1に示します。

### ◇最後に

　医学用語として、「一次予防」、「二次予防」、「二次予防」という言葉があります。一次予防とは、本来の意味で、がんの発生を防ぐことです。発がんに関与している因子を避け、がんにならないようにすることです。

232　第Ⅲ部　日本の医療と健康問題を考える

図表4－1　今後の望まれるがん検診

| 胃がん | ピロリ菌検査 | Ba検査より内視鏡（3〜4年ごと） |
|---|---|---|
| 大腸がん | 便潜血 | 内視鏡（＋カプセル内視鏡） |
| 肺がん | 痰細胞診 | CT（3〜4年ごと） |
| 乳がん | 視触診 | 超音波検査 |
| 子宮がん | 細胞診 | 予防ワクチンは任意接種 |
| 肝・胆・膵臓がん | 超音波検査 | HCV&HBVのキャリアを対象 |
| 全身検査 | PET | 腫瘍マーカー |

初出：「がん医療の今」（No.254）2016年1月5日掲載。

そのためには、生活習慣の改善、禁煙、適度の運動、バランスの取れた食事、などが勧められています。

　二次予防とは、いわゆるがん検診のことです。ここではがんを早期発見し、早期治療して命を取られないようにすることです。この稿で論じたのはこの検診の問題です。がん検診は、対策型検診としては住民を検診し、集団全体の死亡率を減少させることを目的として行なわれ、任意型検診としては人間ドック型で、個人の死亡リスクの低減が目的です。いずれにせよ、多重複合汚染の環境となりがん罹患率が増加する一方なのです。農薬・化学物質・遺伝子組み換え食品、放射線被ばく、など多くの発がんに関係する要因に取り囲まれた日常生活の中で、予防するといっても限界があります。

　そのため、それなりの年齢になったら、真剣にがん検診を考えるべきなのです。今後は検診受診率の向上と検診の質の向上が求められます。

　そして三次予防とは、がん治療した人が再発や転移を早期発見し、治すことです。また一つのがんを克服しても生きていれば次に別のがんが発生することがあります。長期的な観察では、がん罹患者の約3割が別のがんとなっています。「重複がん」とか「多重がん」と言います。がん治療成績の向上により、こうした次のがんの問題も課題となって来ました。

　私が組織内照射で治療した20歳代の舌がんの男性は、経過観察中に次々と別のがんが発生し、60歳代までに最終的には7つのがんに罹患し

たという症例を経験しています。

　同じ上部消化管や呼吸器系の臓器に重複することが多かったのですが、現在はあまり関係なく色々な臓器に発がんすると考えて対応することが必要です。自家用車を２〜３年ごとに車検し、オーバーホールするのと一緒で、自分の体をいたわり、上手にがん検診も含めて生活習慣病の健診を行なうことをお勧めしたいと思います。それが「がんの時代」の賢い生き方なのです。

初出：「がん医療の今」No.254（2016年1月5日）掲載。

# 第5章 これでいいのか！ 日本のがん登録

## ◇がん登録の問題点

　国民病ともなっている悪性新生物（がん）に対する対策には、がん登録は不可欠な資料となります。がんの罹患や生存の状況等を把握することにより、わが国のがんの現状を把握し、がん対策の基礎となるからです。このがん登録は、大阪府や宮城県などは従来から比較的精度の高い**「地域がん登録」**を行なっており、日本全体の推定値の算出に大きく寄与してきました。また臓器別のがん登録に関しては関連した学会などがデータ収集を行っています。さらに「がん対策基本法」が成立して全国に「がん診療連携拠点病院」が指定されましたが、そこでは指定要件の一つとして「院内がん登録」が義務付けられ、そのデータを国立がん研究センター内の「がん対策情報センターがん統計研究部」（部長:西本 寛）が集計し報告しています。

　現状では大きく分けてこうした3つのがん登録が行なわれています。10年以上前に「院内がん登録」の届出票（調査票、登録票）を作成するにあたり、従来から行なわれていた各地の「地域がん登録」で使われていた届出票の登録項目やその選択肢コードを考慮し、極めて完成度の低い**「院内がん登録」**の届出票が作成され、現在使用されています。この届出票の作成過程に関わった人たちは、①がん登録業務関係者、②がん検診関係者、③統計学関係者、が中心で、臨床の現場を知らない人たちであり、患者さんの流れやがん治療の詳細にも理解不足でした。その結果、臨床医の眼から見ればきわめて不備で使いにくく、がん対策のためには不充分なデータしか出ないものが現在も使われています。

　2013年12月13日に「がん登録等の推進に関する法律」が成立し、「全国がん登録」が法制化されました。この法律に従って、患者さん本人の

図表5－1　「全国がん登録」の26登録項目

| 項目番号 | 登録項目 |
|---|---|
| 1 | 病院等の名称 |
| 2〜7 | 診療録番号、カナ氏名、氏名、性別、生年月日、診断時住所 |
| 8〜12 | 側性、原発部位（診断名）、病理診断、診断施設、治療施設 |
| 13〜17 | 診断根拠、診断日、発見経緯、治療前進展度、術後病理学的進展度 |
| 18〜21 | 外科的治療、鏡視下治療、内視鏡的治療、治療の範囲 |
| 22〜25 | 放射線療法、化学療法、内分泌療法、その他の治療 |
| 26 | 死亡日 |

同意は必要とせず、2016 年1月1日からの診断症例の届出が実施されます。登録項目は図表5－1に示す26項目ですが、問題はこの項目の完成度の低さです。これは選択肢項目が不完全で登録に迷う従来の「院内がん登録」がそのまま使用されていることである。がん診療を専門としていない高齢の開業医も含め、がん登録を求めるには余りにも完成度が低いものです。

## ◇がん登録の改善点

　2016年から全国の全ての病院（20床以上）と診療所（19床以下の医院や外来のみのクリニック）で、手上げ方式ですが、がん登録が開始されます。実際に登録の締め切りは1年後であり、早急に再検討して誰もが登録し協力しやすい届出票に改善すべきです。問題点のいくつかを具体的に述べ、同時に私案を提示します。なお、登録項目の詳細は「全国がん登録届出マニュアル2016（http://ganjoho.jp/data/reg_stat/cancer_reg/national/hospital/can_reg_manual_2016_2017.pdf ）を参照していただきたいと思います。

　まず、【⑧側性】の項目では、【1.右、2.左、3.両側、7.側性なし、8.不明】となっていますが、これは【1.右、2.左、3.中央、4.両側、5.多発、8.該当しない（例：胃）　9.不明】とすべきです。この選択肢コードは1976年にWHOが刊行した「がん登録基準」（「WHO癌登録基準」金原

236　第Ⅲ部　日本の医療と健康問題を考える

出版、1981年刊）に記載されているものです。【3.中央、5.多発】の選択肢コードを追加することによりほぼ全臓器の側性を把握できます。

次に、【⑫治療施設】の項目は【1.自施設で初回治療せず、他施設に紹介またはその後の経過不明、2.自施設で初回治療を開始、3.他施設で初回治療を開始後に自施設に受診して初回治療を継続、4.他施設で初回治療を終了後に、自施設に受診、8.その他】となっていますが、これでは入力時に選択肢コードを読みながら考えて入力しなければならず、厄介です。また、一次治療例か再発・転移例の治療かの区別ができません。このコードでは一連の一次治療の中で行なわれている放射線治療例は多くの場合は二次治療例として登録されます。

治療内容を把握するためには、私案として【症例内容】と項目名を変更して【1.一連の一次治療例、2.二次治療例（再発・転移例）、3.診断のみ、4.経過観察例（投薬も含む）、8.その他、9.不明】とすべきです。

【⑬診断根拠】の項目では、【1.原発巣の組織診、2.転移巣の組織診、3.細胞診、4.部位特異的腫瘍マーカー、5.臨床検査、6.臨床診断、9.不明】となっていますが、私案としては【1.組織診、2.細胞診、3.臨床診断（画像診断・腫瘍マーカー・臨床検査を含む）、9.不明】で事足ります。原発巣からの組織診か転移巣からの組織診かは問題ではありません。臨床では生検しやすい部位から採取するからです。また臨床診断では画像診断や臨床検査を組み合わせた総合判断が行なわれることから一括して良いのです。

【⑮発見経緯】の項目に至っては臨床を知らないコード化には呆れるばかりです。この発見経緯のコードは【1.がん検診・健康診断・人間ドックでの発見例、3.他疾患の経過観察中の偶然発見、4.剖検、8.その他、9.不明】となっています。しかし通常はがん患者の7割前後は自覚症状で医療機関を受診してがんが発見されるものです。この選択肢コードが無いため、自覚症状で発見された症例のすべてが【8.その他】として集計されることとなります。ちなみに女性で最も多いがんの乳がんでは、55.7％は「自分で見つけ受診」（『日本経済新聞』2015年11月27日記事）しており、このグループは全て【8.その他】として集計されるの

です。

2009年にこの「がんを発見した経緯」に関する不備な選択肢コードを使って集めた「がん診療連携拠点病院の」の集計では、がん検診での発見が8.6％であり、「その他・不明」が62％であると報告されていました。6割以上のデータを無駄にしているのです。この項目に関する私案として、【1.自覚症状、2.がん検診・健康診断・人間ドック、3.他疾患の経過中に発見、4.剖検　8.その他　9.不明】とすべきです。

【⑯治療前進展度】の項目に関しても40年以上前に作られた【400.上皮内、410.限局、420.所属リンパ節転移、430.隣接臓器浸潤、440.遠隔転移、777.該当せず、499.不明】という選択肢コードを使用していますが、現在は主な疾患では臨床病期分類が使われており、この病期を採用すべきです。リンパ節転移だけでは、疾患によってはII期からIV期まであり、また【430.隣接臓器浸潤】も主観的な判断となります。この項目に関しては【1.I期、2.II期、3.III期、4.IV期、5.0期、8.病期分類なし、9.詳細不明】と臨床病期で統一すべきです。なお上皮内がんの0期に関しては数字と紛らわしくなるため、【5.0期】とコード化しました。こうした臨床病期の経時的集計により、早期発見の推移も把握できます。

また【⑰術後病理学的進展度】の項目は手術しない症例も多く不必要であり、削除すべきです。この項目は「院内がん登録」のレベルで集計すべきです。

項目⑱からの4項目は観血的治療として、外科的、鏡視下、内視鏡的、観血的治療の範囲、として届出票が作成されていますが、この区別は必要なく、観血的治療（外科的、鏡視下、内視鏡的、など）として一項目で済むことです。外科治療だけ細分化するのはバランスにかけており、これでは放射線治療も外部照射か、小線源治療か、RI内用療法か、粒子線治療か、など区別する必要があり、また根治的照射か緩和的照射などを区別する必要があります。抗がん剤の投薬も術後の補助療法としての投与か、緩和的治療としての投与か区別する必要があります。この届出票の作成にあたり、外科治療に関してマニアックな人たちの意見が強かったのかもしれませんが、図表5-2の私案と比較していただければ

238　第III部　日本の医療と健康問題を考える

いかに偏ったものかが理解できるはずです。

　なお、【⑳死亡日】に関しては、届出時は空欄となる場合が多いと思われ、この欄は別途に5年後や10年後に調査し記入することとなります。その場合は、【死因】の項目も加えても良いでしょう。この場合の選択肢コードは、原病死か他病死かの区別くらいは必要です。がんが治っても他病死する症例も多くなっているからです。

　また重複がん（多重がん）も多く、1割～2割程度の頻度で見られますが、特に上部消化管では高率であり、長期的観察では3割程度の症例が多重がんとなっています。このため届出票をまとめて提出する都道府県単位の業務の過程では2項目追加し、【名寄せ記入欄】と【同一症例内番号】を記入する工夫が必要です。

　2015年のがん罹患者数は98万人と予測されていますが、順調に稼働すれば100万件以上のデータ件数が集まることとなります。その場合、実人数を把握するためには名寄せして同一人物のデータをまとめる必要があります。このため、（姓）と（名）の頭文字（ひらがな）と生年月日（西暦）を組み合わせて同一人物を名寄せすることが当面の工夫として考えられます。将来、マイナンバーを使用すれば、この項目は不必要となります。（例）として患者名が「日本一郎」で、1945年8月15日に生まれた場合は【にい19450815】と記入し、名寄せすれば、かなり効率的となります。また届出件数と実人数を区別するために名寄せした同一人物のデータに番号を振り実人数として集計します。データに【1-1】と記入すれば、疾患ごとの罹患者数は集計できる。さらに、前述した多重がんの扱いに関してはこの【同一症例内番号】の記入に際し、2番目のがんに関しては【2-1】、3番目のがんに関しては【3-1】というような整理により多重がんも集計が可能となります。

　「院内がん登録」は完成度の低い不備な選択肢コードのまま開始されたため、2009年5月に私は責任者である祖父江友孝氏と西本寛氏に出向いてお会いし、問題点を指摘しましたが、「『院内がん登録』は始まったばかりなので、5年間はこのままさせてほしい」と言われ、静観してしまいました。しかし、この完成度の低い登録項目とその選択肢コードを

継承し、今後の日本のがん対策の基礎となる「全国がん登録」を開始することは許されないことです。

## ◇がん登録試案

　2015年10月23日に国立がん研究センターの堀田知光理事長に直訴し、11月12日には厚生労働省のがん対策課の担当責任者にも手弁当で説明に伺いましたが、登録項目について検討する予定はないと言われました。こんなに不備で、末代まで悔いを残す分析項目のまま全国がん登録が開始さたのです。厚労省の担当役人にとっては少し経てば部署も替わるし、直接自分には関係ないことであり、デタラメな仕事をしても責任を問われることがないのです。

　調査票作成にかかわった人たち（委員）は肩書で選ばれ、自分で登録項目を入力したことがない人たちばかりです。また登録項目の作成に関わった祖父江友孝氏などはまったく現場のがんの臨床を知らず、個人的な興味や、業績づくりの意識しかないように思われます。このままでは不完全な選択肢コードが混在し、入力する臨床医や事務職員は大変困惑することとなります。大局的視点と長期的な展望を持ち、バランスある完成度の高い「全国がん登録」の届出票の作成が望まれます。厚生労働省でこのがん登録に関与した委員会は早急に再検討すべきです。最後に私案を提示します。

図表５－２　全国がん登録調査票（西尾私案）

| | 調査項目 | 選択肢コード | |
|---|---|---|---|
| 個人識別 | ①病院等の名称 | | |
| | ②診療録番号 | | |
| | ③カナ氏名 | （姓） | （名） |
| | ④氏名 | （姓） | （名） |
| | ⑤性別 | 1.男性　2.女性　9.不詳 | |
| | ⑥生年月日 | （西暦）　　　年　　　月　　　日 | |
| | ⑦診断時住所 | | |
| 腫瘍情報 | ⑧原発部位 | （ICDコード） | |
| | ⑨病理診断 | （病理コード） | |
| | ⑩側性 | 1.右　2.左　3.中央　4.両側　5.多発　8.該当しない（例：胃）　9.不明 | |
| 診断情報 | ⑪診断施設 | 1.自施設診　2.他施設診断 | |
| | ⑫診断根拠 | 1.組織診　2.細胞診　3.臨床診（画像診断・腫瘍マーカー・臨床検査を含む）　9.不明 | |
| | ⑬診断日 | （西暦）　　　年　　　日　　　日 | |
| | ⑭発見経緯 | 1.自覚症状　2.がん検診・健康診断・人間ドック　3.他疾患の経過中に発見　4.剖検　8.その他　9.不明 | |
| | ⑮臨床進行度 | 1.Ⅰ期　2.Ⅱ期　3.Ⅲ期　4.Ⅳ期　5.0期　8.病期分類なし　9.詳細不明 | |
| 治療情報転帰 | ⑯症例内容 | 1.一連の一次治療例　2.二次治療例（再発・転多例）3.診断のみ　4.経過観察例（投薬も含む）　8.その他　9.不明 | |
| | ⑰切除療法 | 1.自施設で施行（観血的技であり、手術・鏡視下・内視鏡的切除を含む）　2.自施設で施行なし　9.不明 | |
| | ⑱放射線療法 | 1.自施設で施行（全ての線質・照射法含む）　2.自施設で施行なし　9.不明 | |
| | ⑲薬物療法 | 1.自施設で施行（ホルモン療法・免疫療法を含む）　2.自施設で施行なし　9.不明 | |
| | ⑳死亡日 | （西暦）　　　年　　　月　　　日 | |
| ＊ | 死因 | | |

届出事務業務で記入

| | |
|---|---|
| 名寄せ記入欄 | （姓）と（名）の頭文字（ひらがな）と生年月日（暦）を組み合わせて同一人物を名寄せする。（例）日本一郎の場合⇒にい19450815 |
| 同一症例内番号 | 多重癌も考慮して同一人物の複数登録データを並べ替えるために使用。（例）1-1 |

初出：「がん医療の今」No.250（2015年12月8日）掲載。

第5章　これでいいのか！　日本のがん登録　241

# 第6章　TPPがもたらす医療崩壊と
日本人の健康問題

## ◇科学技術の光と影

　いま地球上で生きている人間は現生人類（ホモ・サピエンス）という
種に属しており、約20万年まえに出現したと考えられています。戦後
からのこの約70年の期間は、とてつもなく加速度的に科学と技術が進
歩し、使い方によっては人類の滅亡や生物学的な劣化を来たす危険性を
孕むものとなりました。20万年を1年間にたとえるとこの70年は12月31
日23時57分に該当します。

　1938年の原子核分裂の発見が核兵器開発に繋がり、大量殺戮が可能
となり、またその核分裂生成物が世界中に拡散され慢性的な健康被害に
結び付いています。

　また1953年にはDNAの二重螺旋構造が報告され、遺伝子解析を通じ
て現在の遺伝子組換えや遺伝子編集の技術に繋がっています。遺伝子レ
ベルの解析による治療や創薬は光の世界ですが、同時に遺伝子組換え食
品などは人類にとっては負の側面を持った影の世界となりかねない危険
性が指摘されています。

　こうした光と影を内在した科学技術を保持した人類はどうなるのでし
ょうか。私のような凡人には予測できない時代となっています。

　しかし確実に言えることは、科学技術を保持した人たちはそれを手段
にして経済活動を行います。世界の各地で地域紛争はあっても、大量破
壊兵器を容易には使用できない時代となり、国益や多国籍企業の利益追
求は戦争という形ではなく、貿易の仕組みを巧妙に作り上げることによ
り仕組まれつつあります。TPPはその一環なのです。

242　第Ⅲ部　日本の医療と健康問題を考える

## ◇TPPの最大のターゲットは医療分野

　2015年は後世の人たちから見ればエポックメーキングな年となるかもしれません。「今だけ、金だけ、自分だけ」の社会的風潮のなかで、閣議決定も悪用して日本の方向性が大きく変えられようとしているからです。「特定秘密保護法」で情報の隠蔽・操作・管理を画策し、「従軍慰安婦問題」などに見られる歴史の修正、そして「集団的自衛権」の拡大解釈と、違憲でもごり押しして「安保法制」の準備で、きな臭い社会となっています。そして最後の仕上げとして、恒常的な日常生活にも影響を与える「TPP問題」があります。「昔戦争、今TPP」です。

　TPP（Trans-Pacific-Partnership、環太平洋連携協定）の内容は妥結後四年経過しなければ公表できず、国民の生活に直結するような多くの内容が秘密にされ、「知る権利」も否定されて、米国の経済的植民地化の道を歩もうとしています。

　すべてが秘密裏に進められるTPPとは、憲法第21条が保障する国民の知る権利を侵害するものであり、また国民に知られては困ることが満載されているのでしょう。秘密裏に21分野にわたって影響すると言われているTPPは、生存権・人格権、知る権利の侵害であり、またISD条項は主権の侵害である。グローバル企業の利益を優先される売国奴的政府の姿勢が論じられることは少ないのです。

　人間の存在は、現実には社会的な諸関係の総和であり、われわれ医師は医療という狭い範囲で活動していますが、医療も極めて社会経済的なフレームワークの中で成り立っていることを考えれば、TPPの妥結によりもたらされる日本の医療の変化と健康被害について知り、TPPの妥結を阻止する必要があります。

　健康を守るための医療と食品問題が大きく影響を受けるからであり、医師会の存在意義が問われる問題なのです。

　報道では農産物や自動車の関税問題などだけが報じられていますが、実際にはTPPの最大のターゲットは医療分野であることを認識する必要があります。

　『TIME』誌（2013年3月4日号）の米国の医療ビジネスを取り上げた

特集記事では、米国の医療費が高いことは周知の事実ですが、米国家庭の破産の62％は医療費が原因とされています。また、TPPの締結に向けたロビー活動費のデータでは、米国の製薬会社・医療業界が5300億円、防衛・ミサイル業界が1500億円、製油・ガス関連業界が100億円です。いかに医療がターゲットになっているかがわります。

　TPPの締結により、日本の医療制度の根幹をなす国民皆保険やフリーアクセスや現物給付システムの維持は困難となります。そして確実に言えることは、国民医療費の高騰であり、国民の医療費の自己負担増です。

　現在の日本は薬事審議会で公定価格として薬価を決め、製薬会社に約1.5兆円の薬価の払戻しを行っています。しかし、TPPが妥結されれば製薬会社はISD条項を盾にして自分たちの増益のために薬価上限は撤廃され、製薬企業の言いなりの青天井の価格となりかねません。医療機器・機材も同様です。

　そして医療費抑制に動く厚生労働省は混合診療の解禁・拡大により、実質的に国民皆保険は崩壊し、医療格差は拡大します。国民皆保険が維持されたとしても公的保険診療の給付範囲は縮小されてしまいます。2012年医薬品の輸入額は2兆5000億円を超えているが、この金額は格段に上がります。混合診療の足がかりとして2016年4月からは、TPPを見据え、保険外併用療養費制度の拡充と称して「患者申出療養制度」が開始されます。

　人口比で比較すると世界一使用されている抗がん剤は分子標的治療薬の開発などにより高額なものとなっています。また、日本では公的医療保険の中に高額療養費制度があり、医療機関や薬局の窓口で支払った額が、暦月（月の初めから終わりまで）で一定額を超えた場合には、その超えた金額を支給する制度があります。その結果、国や自治体では支えきれなくなるのは明らかであり、最終的に医療崩壊を引き起こしてしまいます。ちなみに先駆けて2012年3月に発効した米韓FTAにより、韓国の医療費は2年間で2倍となっています。

　今後は医薬品や医療技術に費用対効果分析の手法を導入して医療の質を考える視点が重要となりますが、「金の切れ目が、命の切れ目」の

医療となりかねません。最近の論文で、大腸がんに対する一次および二次化学療法へのベバシズマブ（商品名:アバスチン）の上乗せに関して、米国における費用対効果分析の報告（2015年4月1日　J.Clin. Oncol.電子版）が出されています。ベバシズマブは血管新生阻害薬で日本では標準的に使用されています。しかしこの論文では一次治療でのベバシズマブ使用は、5万9361ドル（1ドル120円換算で約712万円）の費用で0.10QALY（Quality Adjusted Life years,質調整生存年）の追加があり、完全に健康で一年間過ごせるとした換算では、費用対効果増分比は1 QALYあたり57万1240ドル（約6855万円）が必要となり、また再発例では、約2ヵ月延命のために3万9209ドル（約470万円）の費用となり、費用対効果増分比は1 QALYあたり36万4083ドル（4369万円）であると報告されています。医療もグローバル化し、米国の医療を基準とした場合、日本の医療もこうなる可能性を覚悟する必要があるのです。

　また本2015年4月の医療保険制度改革関連法の成立により、月収123万5000円以上の人の保険料の値上げや、入院食の段階的自己負担増や75歳以上の保険料の特例軽減措置の廃止などが決まっています。2013年現在、民間のがん保険契約件数は2000万件を突破し、保有契約額は約2.5兆円とされていますが、TPP締結後は医療費の高騰に対応すべく民間の医療保険加入者も増加すると思われます。

　こうしたTPPによる医療崩壊を危惧して、北海道医師会も2011年11月9日付で、「TPP交渉の参加に強く反対する緊急声明」を出していますが、内容が秘密のため議論が深まっていないのは残念なことです。このままでは営利を目的とした医療がさらに進行します。

### ◇TPP締結で進行する国民の健康被害

　TPP締結で進行する国民の健康被害の2つ目の問題は本稿を書く動機となった食品の安全性の問題です。

　農産物に関しては関税の問題で農業や畜産業が打撃を受けるだけではなく、農薬がらみの食品や、遺伝子組み換え作物（とうもろこし、大豆、小麦など）を食する生活がますます進みます。遺伝子組み換え食品の表

示もできなくなります。さらにBSE問題も再燃する可能性もあります。

　米国では生産性を一割高めるために女性ホルモン入りの餌を与えて飼育した牛肉を輸出しています。この40年間でアメリカ産の牛肉消費量は日米ともに5倍になっていますが、この間、ホルモンに関係したがんが、米国も日本も5倍になっています。この間、見事に米国産牛肉消費量とホルモンに関連したがんの罹患率の上昇カーブが重なっており、男性で言えば前立腺がん、女性で言えば乳がん、子宮体がん、卵巣がんが五倍に増えています。国立がん研究センターの2015年の罹患者数予測では男性は胃がんや肺がんを抜いて前立腺がんがトップとなり、女性ではダントツに乳がんがトップになると報告されています。私が医者になった頃、子宮がんといっても、子宮頸がんが9割、子宮体がんが1割でしたが、最近は子宮頸がんが4割で子宮体がんが6割となっています。

　日本は農薬の残留基準値は世界的に最も緩い国であり、EUと比較すれば、数十倍から数百倍も緩いうえに、さらに緩和されようとしています。

　TPPが妥結すれば多くの農作物がカビを抑えるためにポストハーベスト農薬をまぶしたものが大量に輸入されます。ちなみに日本の代表的なポストハーベスト農薬の残留基準値は、猛毒とされるマラチオンの国産米の基準値は0.1ppmですが、輸入小麦は8ppm（80倍）であり、ジャガイモの発芽防止に使われるクロルプロファムの残留基準値は以前は0.05ppmでしたが、1995年からは50ppm（1000倍）となっています。これでは放射線照射により発芽を抑える処理をしたジャガイモのほうが安全です。

　最も深刻なのは、ネオニコチノイド系の農薬の扱いです。最近はミツバチの大量死が問題視され、原因がミツバチの帰巣本能を障害しているためとされています。2015年2月には「蜂群崩壊症候群」の原因がネオニコチノイド系農薬であることをハーバード大学が特定し報告しています。ミツバチの減少により授粉がなくなり植物が消え、農作物の収穫も減少することも問題視され、また人体への影響も明らかになってきました。

246　第Ⅲ部　日本の医療と健康問題を考える

図表6−1 単位面積当たりの国別農薬使用量と自閉症など発達障害の有病率

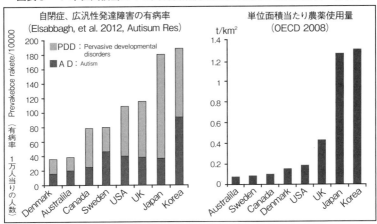

注：PDDは広汎性発達障害、ADは自閉性障害。日本は米国の約7倍、フランスの約3倍も農薬を使用している。
出所：黒田洋一郎ほか『発達障害の原因と発症メカニズム』河出書房新書、2014年5月、242頁より。

　有機リン系やネオニコチノイド系の農薬が多くの疾患の原因の一つとして解明されてきました。特にネオニコチノイド系農薬は、水溶性で浸透性が高く効果が持続する農薬であり、子どもの脳や神経などへの発達神経毒性が指摘されています。脳の神経細胞間の神経伝達物質アセチルコリンにネオニコチノイド系農薬が作用し、小児の自閉症やアスペルガー症候群の増加をもたらしていると言われています。図表6−1に単位面積当たりの農薬使用量と自閉症などの発達障害の有病率を示します。
　自閉症スペクトラム障害やADHD（注意欠陥多動性障害）、LD（学習障害）などといった症状を持つ子どもが増加し、成長して成人になっても障害を持ち続ける人も増えているため、日本精神神経学会2014年6月刊の「DMS-5 精神疾患の診断・統計マニュアル」（2014年6月刊）においては、ADHDなどは子どもだけの疾患ではなく、成人でもある慢性疾患と変更されています。WHOの推定では世界的に成人期のADHDの有病率は3.4％とされています（藤卓弥「成人の発達障害の日常臨床へのインパクト」札医通信572号9〜10頁、2015年）。
　このため、EU加盟27ヶ国は2013年12月からイミダクロプリド、クロ

チアニジン、チアメトキサムの3種のネオニコチノイド系農薬の使用を禁止し、オランダでは「ネオニコチノイド系農薬がハチや人の健康に悪影響を及ぼさないことが証明されるまで」予防原則に基づき全面的に使用を禁止しています。

また2014年6月26日、浸透性農薬タスクフォース（TFSP：Task Forceon Systemic Pesticides）は「浸透性農薬世界総合評価書（WIA）」を発表し、結論の締めくくりとして、「土壌、水、空気に拡散するネオニコチノイドの影響は、ミミズなどの陸生無脊椎生物、蜂や蝶などの受粉昆虫、水生の無脊椎生物、鳥類、魚類、両生類、微生物など、さまざまな生物に及ぶものだ」としています。

しかし日本は規制値を緩和する一方で、クロチアニジンの残留基準値などは国際基準やEUと比較して50～200倍ですが、さらに2016年5月19日には厚生労働省はTPPを念頭にネオニコチノイド系農薬の残留基準値を大幅に緩和しています。具体的には、ネオニコチノイド系農薬「クロチアニジン」の残留基準値はホウレンソウ40ppm（現行3ppm）、カブ類の葉40ppm（同0.02ppm）、ミツバ20ppm（同0.02ppm）など大幅に緩和しました。

有機リン系の農薬と異なり、ネオニコチノイド系農薬は浸透性が強いため、根や茎にも浸透し葉や実にも浸透するため、洗っても落ちないことが深刻です。図表6－2にEU加盟国でも適用が承認されているアセタミプリドの日・米・EUの残留基準値の比較を示します。

日本は「ネオニコチノイドの先進国」であり、農産物中に残留する農薬の残留基準値は多くの品目で欧州の20～500倍です。われわれは知らずに「虫もつかないもの」を食べているのかも知れません。

なお、ネオニコチノイド系農薬は食物だけでなく、生活空間でも多く使われています。水田や農地での散布はもとより、住宅建材、ゴルフ場の芝の消毒、シロアリ駆除、ゴキブリ対策、ペットのノミやダニ駆除、などにも広く利用されていますが、使用目的で取り締まる法律が異なる日本の縦割り行政の弊害もあり、安全性は担保されていないのが実情です。

**図表６－２ アセタミプリドの残留農薬基準値（ppm）の比較**

| 食品 | 日本 | 米国 | EU | 食品 | 日本 | 米国 | EU |
|------|------|------|------|------|------|------|------|
| イチゴ | 3 | 0.6 | 0.5 | 茶葉 | 30 | 50** | 0.1* |
| リンゴ | 2 | 1.0 | 0.7 | トマト | 2 | 0.2 | 0.15 |
| ナシ | 2 | 1.0 | 0.7 | キューリ | 2 | 0.5 | 0.3 |
| ブドウ | 5 | 0.35 | 0.2 | キャベツ | 3 | 1.2 | 0.6 |
| スイカ | 0.3 | 0.5 | 0.01* | ブロッコリー | 2 | 1.2 | 0.3 |
| メロン | 0.5 | 0.5 | 0.01* | ピーマン | 1 | 0.2 | 0.3 |

＊検出限界を基準としている。 ＊＊米国では輸入茶に対してのみ50ppmの基準値を設定している。
http://ec.europa.eu/sanco_pestides/public/index.cfm
http://ec.europa.eu/sanco_pesticides/public/index.cfm?event=substance.resultat&s=1

　さらに遺伝子組み換え作物（ＧＭ作物）の安全性の問題もあります。遺伝子組み換えの過程で、害虫が作物を食べると死ぬ殺虫成分を遺伝子に組み込んだものと、除草剤に耐性のある遺伝子を組み込んだものがありますが、いずれにしても毒性の強い成分で処理されています。遺伝子組み換え作物は米国のバイオ企業「モンサント」がほぼ独占し、日本では住友化学が業務提携してます。前経団連会長の米倉弘昌氏は住友化学のトップであり、ＴＰＰを推進する旗頭となり、ＧＭ作物の許可が次々とおりています。ＴＰＰによって「遺伝子組換え表示義務」の規制は完全撤廃され、モンサントの市場支配に抵抗できなくなります。

　モンサントはベトナム戦争で散布された「枯葉剤」を製造していた企業であり、現在は売上世界一の除草剤「ラウンドアップ」（主成分はグリホサート）を扱っています。この除草剤は植物を根こそぎ枯らしてしまうほどの猛毒であり、人体では肝細胞破壊、染色体異常、先天性異常、奇形、流産のリスクがあると言われています。化学薬品企業が製造しているので〝薬〟となっているが、本来ならば「農薬」ではなく「農毒」なのです。こうした農毒にも耐える種子を遺伝子組換えでつくり、遺伝子工学種子を扱う巨大農業ビジネス企業が世界の作物を支配しつつあります。「知的財産権」や「特許」が保護され、特許を制する者が、種子

を制し、種子を制する者が、食糧を制するのです。

米国では遺伝子組み換え食品の表示義務はなく、日本は遺伝子組み換え作物を輸入しやすくするためにグリホサートの残留基準を1999年に6ppmから20ppmに緩和していますが、この危険性は検証されていません。モンサントの社内食堂では遺伝子組み換え食品は禁止されているという呆れた話もあります（1999年12月21日AP通信）。

遺伝子組み換え（GM）作物に関しては、民間からの寄付で行なわれたジル・エリック・セラリーニ教授（フランス・カーン大学）の毒性長期実験（2012年）があります。遺伝子組み換えトウモロコシを平均的米国人が生涯に摂取する分量に換算して幼少時のラットに投与し、2年間（ラットの寿命）実験を継続し、人間の子どもが食べた場合と同じ条件として観察したところ、高率に発がんが観察されたのです。非投与群は腫瘍が発生しても晩年に発生しますが、遺伝子組み換えトウモロコシ投与群では、4ヶ月目に腎臓がん・肝臓がんが発生し、11ヶ月目からは爆発的に増加しています。人間でいえば35〜40歳で発がんするという結果です。特にメスは乳房に腫瘍が多発し、平均寿命に達する前に死亡した割合は、遺伝子組み換えトウモロコシ投与群では約2.5倍を超え、メスは70％が死亡しています。なおこの実験でのGM作物の大半は「除草剤耐性」で、大量の除草剤をかけて栽培されているため、除草剤の影響なのかGM技術そのものの影響なのかを見極めるために10グループに分け実験が行なわれています。その結果、除草剤も健康に悪いし、除草剤を使用しないで育てたGM作物も健康に悪いことが判明しました。

## ◇秘密にされる食品の危険性

こうした食品の安全性と危険性の研究は販売企業に任され、結果は秘密で、公開されておらず、書類審査だけで、動物実験が必須な医薬品とはまったく異なっています。ちなみに、EUではGM食品は販売されていません。輸入された安い農産物を食べることは、健康被害のリスクを覚悟しなければならず、経済優先の社会づくりが人々の健康を脅かす世界に突入していると言えるようです。

250　第Ⅲ部　日本の医療と健康問題を考える

遺伝子組換え食品を禁止しているEUへの参入を目論んで、アメリカ企業のモンサントはウクライナの広大な農地を取得し、2016年にはウクライナに種子工場を建設する予定です。ウクライナ紛争の背景にはこうした問題も絡んでいるのです。

遺伝子組換え作物のなかで最も普及しているのは大豆とトウモロコシですが、これらは米国では人の食べ物ではなく、多くは家畜の餌として使われています。しかし日本では大豆は納豆としても直接食べるし、味噌や醤油の原材料として使われています。またトウモロコシはコーンスターチとして多くの食品で使われています。食生活の点では日本人が最も影響を受ける可能性は否定できません。

がん罹患率の上昇やがん罹患の若年化、難病・奇病の増加は戦後の経済成長に伴うものとして発生しており、疾病の病因論的な視点のなかに、化学物質や農薬や遺伝子組換え作物などの要因も考慮して科学的・医学的にも検討する必要があります。世界人口の増加に対応するために食物の増産が必要だとしても、グローバル企業の利益追求ではなく、科学的にも医学的にもデータを蓄積し、社会全体として許容できる基準値設定やコンセンサスを構築していくべきです。

日本は2011年3月11日以降は放射性物質も加わった「複合汚染列島」とも言える状態であり、レイチェル・カーソンの『沈黙の春』の警鐘が現実のものとなってきているのです。誌面の都合で、人工甘味料の問題は割愛しましたが、こうした生活習慣のなかで発がんのリスクを避けるとしても限界があることを考えれば、治癒できる段階で早期のがんを発見し、適切な局所治療だけで治すことが望まれます。早期であれば、高額となる抗がん剤を使用しないで済むからです。改悪化する医療制度の変化に対応した患者側の自己防衛も必要となっているのです。

初出：『北海道医報』1162号（2015年7月1日）、「がん医療の今」No.240（2015年8月18日）、No.241（2015年8月25日）掲載。

**【補足】**

　その後、2016年のトランプ大統領の誕生によってアメリカはTPPから脱退し、TTPが批准されることはなくなった。しかし、アメリカは日本との二国間交渉によってTTP以上に厳しい条件闘争が予想されるので、ここで論じた危険性が去ったわけではない。

自著を語る①
『放射線健康障害の真実』

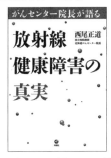

旬報社、2012年4月刊、定価1080円（税込）

　人生訓の一つに「後悔先に立たず」という諺があります。福島原発事故後1年経過して、現在稼働している原子力発電は北海道泊原発3号機のみとなりました。しかし夏場の電力需要を考えて点検中の原発を再稼働する動きが活発化しています。電力が足りないという脅しを武器にして、原子力ムラの攻勢が活発化しています。しかし冒頭に挙げた諺こそ、今一度嚙みしめてみるべきです。
　福島原発はまやかしの冷温停止宣言が出され、復興に向けて歩んでいます。だが原子炉建屋内は放射線量が高く、人間が立ち入り作業できる環境ではないため、廃炉に向けた対応はまったく目途が立っていません。作業用ロボットの開発もこれからです。再度の地震で崩壊しかねない4号機建屋には、10年以上使用してきた1500本以上の使用済み核燃料棒がプールに浸かっているだけの状態で見えています。いつ何時大気中で臨界となってもおかしくない危険性を孕んでおり、安心して地域を復興できる現状ではありません。
　核反応を利用した技術は核兵器開発で始まり、原子力発電へと展開してきましたが、その過程で、作業員の健康被害を過小評価するために内部被ばくの問題を不問にしてきた歴史があります。また国連機関であるWHO（世界保健機関）とIAEA（国際原子力機関）は秘密裏に癒着し、1959年に密約（WHA12-40）を結び、IAEAの承諾なしではWHOは勝手に放射線の健康被害について公表できなくなりました。
　今回の事故対応においても、こうした一連の原子力政策を推進する立場で流布される情報操作を変更する兆しはありません。
　こうした現状で、内部照射（患者さんにとっては内部被ばく）を利用した低線量率小線源治療に長年携わってきた臨床医の実感から、放射線の健康被害を再考し著したのが本書です。広島・長崎の原爆の急性被爆の不備な健康被害の分析を根拠に構築されたデータでは説明できない疫学的なデータが数多く発表されています。しかし低線量慢性被ばくの問

題はほとんど解明されていません。そこでは外部被ばくと内部被ばくの違いは無視されているばかりではなく、放射線の線質の問題（光子線か粒子線か）、放射線のエネルギーの問題（生体内では数eV、診断用放射線はKeV、核反応で放出される放射線はMeVの世界）、細胞に当たる放射線密度の問題、等がまったく検討されていないのです。

そして最も基本的な問題として、熱量換算で放射線の影響を考えていることへの疑問も議論されることはありません。水分子レベルで生じる電離作用の生物学的な影響を、熱量換算による物理学的な尺度では説明できないという現状の科学の限界も自覚すべきです。

一度事故を起こせば取り返しがつかないものとなり、またその収拾策すら見いだせない状態なのに、政府は全国の原発の再稼働を行おうとしています。この見識の無さには呆れるばかりです。

福島原発事故を教訓として今後の日本社会の在り方を根本的に考え、また自分の人生の歩みの質を問いなおすチャンスだと思っています。電力を得る手段は原子力だけではなく、研究の進歩により代替可能な手段もあります。原発の「安全神話」の嘘はばれ、使用済み燃料の処分や事故対策を考えれば「安価神話」も崩壊しました。そして放射線による遺伝子の傷害は継代的に引き継がれ、劣性に進化する生物としての人間の未来を憂慮すれば、脱原発に向けた姿勢が当然のように思います。原発は地震大国で狭い国土の日本には全く不向きな電力供給手段であることを国民のコンセンサスとしたいものです。本書が原子炉も政治もメルトダウンしている日本社会の在り方を再考する一助となれば幸いです。

初出：「市民のためのがん治療の会」会報9巻2号（2012年）

### 自著を語る②
『がん患者3万人と向きあった医師が語る－正直ながんのはなし』

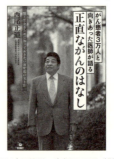

旬報社、2014年8月刊、定価1512円（税込）

福島原発事故から3年経過し、日本は「ナンデモアリ」の世の中となっています。原発事故に対する人権

を軽視した為政者の姿勢と対応は、開発途上国以下です。こうした為政者の姿勢は、時代錯誤の「特定秘密保護法」を成立させ、権力の悪用により「集団的自衛権」を閣議決定しました。このままでは日本も徴兵制となるかもしれません。戦後レジームの終焉と、新たな戦前のレジーム構築がなされているのです。

　チェルノブイリ事故後の対応は主に国の命令で軍人が携わり、石棺を作って放射性物質を閉じ込めています。しかし日本では労働者を掻き集め、賃金のピンハネまでして働かしています。今後、100〜300年かかる廃炉までの過程で労働力は確保できず、戦争ばかりではなく、原発事故収拾のために徴兵制となる可能性もあります。

　また、住民に対しては充分な賠償もなされず、生活や家族の繋がりを奪うばかりでなく、職業被ばくの線量限度と同等の年間20mSvまでの被ばくを一般人にも強要しています。この線量は、放射線管理区域の境界の４倍近い所です。これは現行の労働基準法や医療法などの多くの法律に違反した対応です。さらに帰還を促している見識のなさは国民の健康も奪うことになります。

　ご都合主義的に後だしジャンケン手法で被ばく線量限度や種々の規制値を緩和するのでは国民はたまったものではありません。年間５mSv（外部被ばく３mSv＋内部被ばく２mSv）以上の区域は強制移住とし、移住を余儀なくされた人達には、日本のような仮設住宅ではなく永住できる住居を与え、すぐに同じ仕事を与えたチェルノブイリ事故の対応とは雲泥の差です。

　また私が40年間関与していたがん医療においては、がんと診断されても放置を勧めたりする馬鹿げたオカルト教祖のような医師に騙される患者さんも出ているがん医療の状況にも呆れています。

　さらにTPPの問題では、関税などが話題とされていますが、実は最も深刻なのは健康問題です。国は貿易摩擦を避けるために、農薬の残留規制値を大幅に緩和しています。また、遺伝子組み換え食品も大量に摂取する日常生活となっています。これらの農薬や化学物資は高い発がん性だけではなく、子どもの発達障害を起こす毒性も明らかとなり、自閉症スペクトラム障害（アスペルガー症候群を含む）、ADHD（注意欠如多動性障害）、LD（学習障害）と診断される発達障害の子どもが激増している原因となっていることが分かってきました。

　このため、EU加盟27ヶ国は、予

自著を語る　255

防原則に基づいた配慮で、2013年からネオニコチノイド系農薬は規制・禁止が始められ、また遺伝子組み換え食品は禁止されています。これと比較すれば、日本は為政者の出鱈目さと国民の民度の低さが組み合わされた結果であるとしても、将来深刻な健康被害が危惧されます。

　がんを含めた多くの疾患は食の生活習慣と関係しています。がん患者の増加は高齢者が増えたからだと言う軽薄な医師もいますが、それだけではなくがん罹患者は若年化していることも大きな要因です。それには戦後の大気中核実験による放射性物質の世界的な汚染や農薬や化学物質も関係しているのです。

　今後は海洋汚染により流出し続けているセシウムやストロンチウムやトリチウムなどの放射性物質は生物濃縮され、海産物を食す人間の内部被ばくも深刻となります。食品汚染の実測体制を構築し、そのデータを基に健康被害を分析することが必要ですが、充分には行なわれていません。戦後の生活の在り方や文明そのものの見直しまで考えなければならない時期になっているのです。

　原子力政策を推進することを目的とした単なる民間NPO団体であるICRP（国際放射線防護委員会）の内容を盲信する御用学者や、「がん放置療法」を唱える近藤誠医師に討論会を呼びかけても決して応じてくれません。論破されるのが怖いのでしょう。そのため、この本を書くことにしました。また高齢社会のがん治療において主役となる放射線治療についても知っていただきたく項を加えました。本の帯には、「賢く生きるために知っておきたい放射線の光と影」と書かれています。今や国民病とも言えるがんについて正しく理解し、「反省はしても後悔はしない」人生を送っていただければと思います。国際原子力ムラに代表される「お金のための科学・医学」から「国民のための科学・医学」への転換が必要なのです。

初出：「がん医療の今」No.204（2014年9月24日）

# 刊行に寄せて

## 曾田 昭一郎
「市民のためのがん治療の会」代表

　本書の刊行に際して、異能・異端である西尾正道先生について触れないわけにはいきません。それは、患者=消費者志向の医療を求める市民運動を展開するために、西尾先生の圧倒的な支援の下に行われてきた「市民のためのがん治療の会」の理論的な支えともいうべき西尾先生の論跡をまとめておきたいと思ったからです。当初、本書は『がん医療の今』第4集としてまとめる予定でした。しかし、毎週「市民のためのがん治療の会」HP上で更新している「がん医療の今」をまとめた『がん医療の今第3集』収載以降の記事を整理したところ、西尾先生の執筆部分が多いことがわかり、「はじめに」にもあるように、西尾先生の単著としてまとめることになりました。

　実は私の頭には、「市民のためのがん治療の会」創設時にJASTRO（日本放射線腫瘍学会）ニュースレター通巻70号に西尾先生が寄稿された「『市民のためのがん治療の会』設立のお知らせ」という一文に込められた「市民と共に医療界を改革したい」というなみなみならぬ情熱、同年に行われたJASTRO学術大会での「市民のためのがん治療の会」創設発表を踏まえた講演の鮮烈な印象が強く残っています。この思いを踏まえ、今回『がん医療の今』第4集に代えて、異能・異端の巨人・西尾先生の論跡をまとめる機会を得たことに感謝する次第です。

　西尾先生の論跡を述べるには、まずは筆者と西尾先生の出会いについて触れておかねばなりません。2000年2月、それまで経過観察を続けていた舌右横の異変が急変し、あっという間に突起が現れ、異変は口腔底

にまで及び、月面のクレータのようになりました。舌がんでした。近所のしっかりした総合病院の耳鼻咽喉科では、動注と放射線の外部照射を行うという治療方針が示され、着々と準備が進行していました。誰もがそうであるように、住まいから近いこともあり、主治医の治療方針に「宜しくお願いします」と言うしかなかったのです。そのままの治療を続ければおそらく再発し、結局舌を切除することになりQOLが極端に低下したに違いありません。

　ただ、幸運にも筆者は専門とする消費者問題に関連して、医療問題についても若干の知識がありました。また、消費者問題の専門家から、がんの治療方法や医療施設等についての情報収集の大切さなどを改めて知らされました。そこで、舌がんの国際標準治療などを調べ、NCI（アメリカがん研究所）の「Radiotherapy and You」などで、放射線治療には外部照射だけでなく密封小線源による内部照射、つまり放射性物質を密閉した針状のものを患部に刺入し、がんそのものに直接照射する治療法を知ることができたのです。しかし、日本中のどの医療施設に、そのような特殊な治療をされる医師がいるのかわかりませんでした。
　その後、紆余曲折を経て西尾先生に辿りつき、北海道がんセンターで治療を受けることができました。「多くの場合あちこちでの治療の結果、どうしても治らず、最後に私を頼ってくることが多いのに、あなたの場合は本当に細いチャネルを通って直接辿りついた珍しい例だ」と、西尾先生がつくづく語ったことがあります。幸いにも西尾先生にセカンドオピニオンを求めることができ、治療を受けられたお陰で以来17年、再発・転移もなく過ごしています。舌がんは4cm以上の大きさでT3の進行がんでしたので、セシウム針を刺しやすくするために腫瘍の一部を削って組織内照射という方法で治療したようです。このようにして、主治医の西尾先生と巡り合えたので、神や運命など信じない筆者も、こればかりは西尾先生という巨人に出会うために舌がんになったのかもしれないと思ったりするほどです。

258

そろそろ、西尾先生の異能・異端ぶりを紹介しましょう。西尾先生は医局にも属さず、定年まで同一病院に勤務し続けたということだけでも異端です。さらに、元陸軍病院の国立札幌病院という厚生労働省直轄の大病院に在職しながら、病院現場だけでなく、学会においても基本的に医療情報の情報公開を貫き通し、多くの論文、市民向けの書籍の執筆、メディアへの情報発信など、あらゆる方面への歯に衣着せぬ鋭い指摘を続ける姿勢に、感銘を禁じ得ません。こうした姿勢にもかかわらず、旧国立病院の院長にまで上り詰めたのは、「異端」を補って余りある「異能」のなせる業に違いありません。

　西尾先生も札幌医科大学に入学後は早熟な青年が辿るように、社会改革運動に惹かれ、大学時代は医学書よりも思想書や哲学書を好んで読んだと言います。理論的な勉強の傍ら、1968年1月、米原子力空母「エンタープライズ」が日本に初めて入港し、労働団体や学生が“動く核基地”の被爆県入港に強く反対して機動隊と佐世保橋で衝突した際には、はるばる佐世保まで駆けつけてデモ隊に加わったという行動派でもありました。こうして学生生活で医学書より哲学書を読んだという西尾先生は、医師として社会人になり、理論的に放射線科医を選んで医師としての道を歩み始めます。この辺は第Ⅰ部第1章をご覧ください。

　「異能」と言えば、「僕は右手を父から、左手を母から引き継いだ」という話を西尾先生からお聞きしたことがあります。お父様は旧国鉄の非常に優れた溶接のエキスパートで、今なら技能オリンピックの金メダリスト、マイスターともいうべき名人だったようです。“治療不要を唱える”近藤誠先生をして「もし私が舌がんになったら、小線源の名手である西尾先生の小線源治療を受けたい」と言わしめた西尾先生の手技は名人芸です。この職人的な名人芸を、お父様から受け継いだ、というわけです。
　では左手のお母様はといえば、お子さんたちを育てるために着物などの商売をされていたそうです。商いというものは信頼した人間関係が大

刊行に寄せて　259

事で、お客様とは仲良くしていなければ売れるものも売れません。世間では良く医者と弁護士と言いますが、実はどちらも人気商売です。こういう人間関係を大事にすることは、医師にとっても極めて大事です。お金では買えない命というものと向かい合っている患者と医師は、医療技術を超えた人間的な信頼関係が重要です。こういう側面を、お母さまから引き継がれたという訳です。西尾先生は、残念ながら治療の限界を超えた患者に対しても、「必ず僕が看取らせてもらう」と言って、患者が泣いて喜ぶような赤ひげ先生でもあるのです。

　一方、異能・異端と言われる人の多くが、いわゆる孤高の存在になりがちです。その結果、社会や市民からかけ離れてしまい、社会、市民等への影響が減殺されてしまいます。かつて、新国劇の澤正こと澤田正二郎という稀代の名優であり名プロデューサーがおり、「半歩前進主義」を唱えました。これは、社会や市民は「一歩」進んでしまうと残念ながらその先進性についてゆけず、大きな花を咲かせることはできないため、まずは「半歩前進」で行くべきだという意味です。西尾先生の著作にもそうした面がみられ、何か世間で話題になると、よく「あれは僕が20年前に書いた」などと言われることがあります。しかし、西尾先生は決して先進的な理論などで先行し孤高に陥るのでなく、患者、市民に本当に寄り添いながら臨床・教育・運動してこられたことが、一味も二味も違う魅力ある人柄になっている所以です。

　しかし、西尾先生はその異能を猛然と磨き、研ぎ澄まします。放射線治療医になりたての頃、診断学は自治医大、放射線治療は東京女子医大、頭頸部がんの外科手術は国立ガンセンターへ出向いて各一カ月の短い期間ですが、研修をしたようです。また、多くの手術に立ち会い、外科的な技術や見方を身に付けたことはその一例です。現在のような電子情報の時代ではなかったこともありますが、患部などのスケッチをすること、さらに当時ようやく普及の緒に就いたばかりのパソコンのデータ処理ソフトdBASE IIをマスターして多くのデータ処理による成果を発

260

表するなど、その努力は驚嘆に値します。異能はこうして研ぎ澄まされ、小線源の名手と言われるまでになります。

　このように、異能・異端でありながら市民と乖離することなく市民に寄り添い、異能を研ぎ澄ます努力の人でもある巨人・西尾正道医師と共に、永年「市民のためのがん治療の会」を運営することができたことを大きな喜びとするものです。特に忘れられないのは西尾先生から「市民のためのがん治療の会」創設時に、「患者＝消費者の権利という明確な理念のもとに会を設立・運営するなら協力しよう」と言われたことと、最近、西尾先生から「同じ考え方に立って共に活動することを嬉しく思う」と言われたことを誇りにしたいと思います。

　ここで一つ、西尾先生が市民に寄り添うエピソードをご紹介したいと思います。
　「市民のためのがん治療の会」は365日盆も正月もなく、土日もなく活動していますが、次々に送られてくるセカンドオピニオン申し込みに回答して下さる西尾先生も無休で無給です。こうして一縷の望みを抱いて当会を頼ってくる相談者に寄り添う西尾先生に、相談者は感激します。「ありがとうございます。非常に驚いたことに申し込みをした数時間後に西尾先生からお電話をいただきました。そして次の週の月曜日にがんセンターのなんでも相談室を訪問して相談に乗っていただきました。そしてすぐに転院して治療をはじめるための手続きを行いました。昨日、転院日が決定しました。放射線治療に興味をもって西尾先生のことを知り、著書を読んでこれは本物だという感じがしました。がん治療の会のスピーディーな仕事には驚かされましたが、私にとって貴重な選択をすることができたと喜んでいます。今後に希望が持てるようになりました。ありがとうございます。」これは直近の事例ですが、良くあることで、先生の日頃の活動ぶりを表わしています。

　最後に本書の制作にも大きな協力を得ましたが、筆者の現職時代から

の畏友であり「市民のためのがん治療の会」理事の佐原勉氏の功績に触れないわけにはいきません。急速に拡大し、一定の評価を得てきた「市民のためのがん治療の会」の運営には当然のことながら様々な越えなければならないことがありますが、それらの多くのフェーズで佐原氏に助言を得ており、ここに併せて敬意と感謝を述べたいと思います。なお、本書の企画から編集、細かい作業に至るまで時間を割いてご協力いただいた旬報社代表取締役木内洋育氏に、満腔の謝意を述べさせていただきます。

　2017年10月吉日

## 「市民のためのがん治療の会」の理念と活動

### ●「市民のためのがん治療の会」とは

　本会は、最適ながん治療を考えようという団体です。セカンドオピニオンを受け付けています。

　今やがんは「治ればいい」から、「高いQOLを維持しながら社会復帰する」時代です。例えば舌がんの場合、切除手術をすれば、治療後の会話や経口摂取に支障を来たすことがあります。また前立腺がんの手術では、性機能や排尿障害が生じることが多いと言われています。しかし、日本ではいずれのがんも、ほとんど手術が行われています。このような治療は、本当に最適な治療なのでしょうか。

　「市民のための」と謳っているのは、患者の立場に立って、放射線治療などの切らずに治すがん治療の情報も含め、患者にとって最適ながん治療を考えようという気持ちの表れです。

### ●放射線腫瘍医（放射線治療医）によるセカンドオピニオンの斡旋

　臓器別・器官別の専門医とは異なり、全身のがんを横断的に診ている放射線腫瘍医によるセカンドオピニオンは、患者にとって有益な情報です。放射線治療に関する情報がきわめて不足しているので、患者にとっては放射線治療に関する最新の情報を得られる意味でもメリットがあります。

　セカンドオピニオンをご希望の方には、がんの状態やお住まいの地域などを考えて全国の放射線治療の有志の先生方の中から、適切な先生による適切なアドバイスを提供しています。これらの先生方は日本医学放射線学会専門医の資格を有するがんの専門家です。

### ●放射線治療についての正しい理解の推進

　放射線治療を中心とした講演会などを行い、講演会の内容を中心としたニュースレターを４回発行し、がん医療情報を発信しています。

### ●制度の改善などの政策提言

　医療事故等による被害者はいつも医療サービスの消費者である患者です。医療の現場や会員の実態などを踏まえ、がん治療を取り巻く制度的な問題などに対する具体的な政策提言などを行い、改善策の実施をアピールしております。

### ●ホームページで「がん医療の今」提供

　一流の執筆者による、医療全般にわたる広範ながん関連のトピックスをホ

ームページのトップページに掲載、会員だけでなく、市民への情報提供を行っています。

●**書籍等の頒布**

　会の自主出版物など、書店等で取り扱っていない書籍等をできるだけ低価格で会員や市民の皆様に提供しております。

## FAX　04 2– 572 – 2564

| いずれかに○ | ・入会申込　　　・入会案内希望<br>・本書に関するご意見等 |
|---|---|
| フリガナ | |
| 相談者お名前 | （姓）　　　　　　　　（名） |
| フリガナ | |
| 患者お名前 | （姓）　　　　　　　　（名） |
| 相談者ご住所 | 〒 |
| ご自宅電話 | （　　　　　　）–（　　　　　　　）–（　　　　　　） |
| ご自宅FAX | （　　　　　　）–（　　　　　　　）–（　　　　　　） |
| E–mail | |
| コメント | |

## 「市民のためのがん治療の会」への入会について

### ●まず会員になってください

「市民のためのがん治療の会」は会員制をとっております。

### ●入会申込書をお送りください

できるだけメールの添付ファイルでお送りください。難しい場合はＦＡＸでも結構です。メールもFAXも使っていない方は、できるだけコンビニなどのFAXをご利用ください。手紙などで文書でいただくと、処理に非常に手間がかかります。ご協力ください。

もちろんどうしてもメールもFAXも使えない場合は、手紙でも結構です。

### ●入会金は要りません、年会費は2000円です

入会申込あり次第、ご案内や振替用紙をお送りしますので、この振替用紙を「ご利用いただき、ご送金ください。経理の透明性や事務処理の都合上、現金書留や切手などによる入金はご遠慮ください。ご協力のほどお願いします。なお、送金手数料は恐縮ですがご負担下さい。

### ●セカンドオピニオンをご希望の場合

セカンドオピニオン申込書と、年会費とは別に初回2000円、２回目以降は１回1000円です。セカンドオピニオンも希望される方は、初回は合計4000円のご送金をお願いします。ご面倒でしょうが、郵便振替でご送金ください。

### ●加入者名：市民のためのがん治療の会

振替番号：00150－8－703553

### ●郵便局の送金

２日後に当方に通知されますので、特にお急ぎの場合は送金の際の領収書をFAXなどでお送りください。セカンドオピニオン申込書をすぐに協力医に回付します。ATMをご利用になると送金手数料が窓口より安いですし、土日、夜間でも送れます。

### ●申込、送金等は、患者名でお願いします

大量の情報を処理しており、患者名と送金者が異なると、入金確認などに大変手間がかかります。

### ●セカンドオピニオンを受ける三点セット

入会申込書、セカンドオピニオン申込書とご送金です。ご送金いただいただけで申込書やセカンドオピニオン申込書をお送りにならない場合や、逆に、

セカンドオピニオン申込書だけ送られてご送金が無い場合は、どちらもスムーズにご回答ができませんので、セットでの申し込みをお願いします。

●FAXは上手に送ってください

FAXを送られるときは、用紙の天地左右は３センチ程度はスペースをとってご記入ください。

用紙の最下端にお名前やFAX番号などを書かれると、読めない場合があります。

●メールアドレスは明瞭にお書きください

手書きの場合は、読み間違う場合もあります。メールアドレスはちょっと違っても送受信できません。一度当方宛にご送信ください。そうすればメールアドレスがコピーでき、間違いなく返信できます。その際、患者名を必ずご記入ください。

当方も患者ですので、以上ご理解ご協力のほどお願いします。

入会申込や入会案内ご希望の方は次ページをコピーし、必要事項にご記入のうえFAXか郵送でお送りください。

# 「市民のためのがん治療の会」セカンドオピニオン申込書

年　月　日

お差し支えない範囲で、できるだけ詳しくご記入下さい。なお、この申込書は、当会の担当協力医師以外には開示しません。

| 相談者氏名 | | （続柄）1.本人　2.その他（　　　　） | | |
|---|---|---|---|---|
| 患者フリガナ | | （性別）　　男　　　女 | | |
| 患者氏名 | | （生年月日）　　　　　満　　　歳 | | |
| 〒 | | 連絡先ご住所 | | |
| ご自宅電話 | 市外局番（　　　　　）局番（　　　　　）電話番号（　　　　　） | | | |
| ご自宅FAX | 市外局番（　　　　　）局番（　　　　　）電話番号（　　　　　） | | | |
| e-mail | | | | |
| 原発部位 | | | | |
| 発病時期 | | | | |

治療経過：いつ、どこの病院等で、どのような治療を受けたなど

今、一番困っていることなど

| セカンドオピニオン受診についてのご連絡方法について、ご都合のよろしい方に〇を付けてください。回答は相談者宛にいたします。 | FAX<br>e-mail |
|---|---|

＊　書ききれない場合は別の用紙にお書きになり、この用紙と一緒にお送り下さい。

**著者紹介**

**西尾正道**（にしお　まさみち）

函館市出身。1974年札幌医科大学卒業後、国立札幌病院・北海道地方がんセンター放射線科勤務。1988年同科医長。2004年4月機構改革により国立病院機構北海道がんセンターと改名後も同院に勤務し、08年4月同院長、13年4月国立病院機構北海道がんセンター名誉院長。同年4月より北海道医薬専門学校学校長、北海道厚生局臨床研修審査専門員（2016年3月まで）。1992年日本医学放射線学会優秀論文賞、2006年札幌市医師会賞、2007年北海道医師会賞・北海道知事賞受賞。

著書に『がん医療と放射線治療』（2000年、エムイー振興協会）、『がんの放射線治療』（2000年、日本評論社）、『放射線治療医の本音―がん患者2万人と向き合って―』（2002年、NHK出版）、『今、本当に受けたいがん治療』（2009年、エムイー振興協会）、『放射線健康障害の真実』（2012年、旬報社）、『正直ながんのはなし』（2014年、旬報社）、『被ばく列島』（2014年、角川学芸出版）、その他、医学領域の専門学術論文・著書多数。

患者よ、がんと賢く闘え！
──放射線の光と闇

2017年12月15日　初版第1刷発行

著　　　者　西尾正道
デザイン　佐藤篤司
発　行　者　木内洋育
発　行　所　株式会社 旬報社
　　　　　　〒162-0041 東京都新宿区早稲田鶴巻町544
　　　　　　TEL 03-5579-8973　FAX 03-5579-8975
　　　　　　ホームページ http://www.junposha.com/
印刷・製本　株式会社 マチダ印刷

© Masamichi Nishio 2017 Printed in Japan ISBN978-4-8451-1518-1

# がん医療の今
## 第1集

　31名もの一流の執筆陣がホームページ上で連載した「がん医療の今」を単行本化。アメリカにおける前立腺がんの治療最前線、定位放射線治療や重粒子線治療、がんワクチン療法といった最新のがん医療に加えて、食道がんや乳がん、頭頸部のがんの最適な治療、特殊ながん治療なども解説。

<主な内容>
第1章　がん医療の今
第2章　最新のがん治療
第3章　最適ながん治療
第4章　再発がん治療と特殊な放射線治療
第5章　安心して治療を受けるための環境整備
第6章　かしこい患者になるために
第7章　がん予防と政策提言

監　修　西尾 正道
編　纂　沖本 智昭
編　者　市民のためのがん治療の会
体　裁　四六判 376 頁並製
頒　価　1,500 円（本体＋税、送料共）
申込先　市民のためのがん治療の会
　　　　FAX：042-572-2564　http://www.com-info.org/

# がん医療の今
## 第2集

　世界の先端を行くがんワクチン療法、膵がんのワクチン治療への期待、化学放射線療法など最新のがん治療法に加えて、がん治療後のQOLを維持する「口腔ケア」と「ケア・フード」などをわかりやすく解説。さらに、福島第一原子力発電所の事故を受けて、「低線量」内部被曝による健康障害、原発事故の健康被害や原発作業員の実態も収録した。

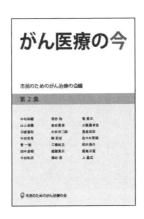

＜主な内容＞
第1章　がん医療の今
第2章　最新のがん治療
第3章　最適ながん治療
第4章　安心して治療を受けるための環境整備
第5章　かしこい患者になるために
第6章　がん予防と政策提言

監　修　西尾 正道
編　纂　沖本 智昭
編　者　市民のためのがん治療の会
体　裁　四六判 284頁並製
頒　価　1,300円（本体＋税、送料共）
申込先　市民のためのがん治療の会
　　　　FAX：042-572-2564　http://www.com-info.org/

# がん医療の今
## 第3集

会の自費出版から旬報社による一般書店での販売を実現した第3集。二人に一人ががんに罹患する時代、がんからの自衛策はがんの最新・最適な治療や先端医療を知り、がん予防から始まる。第一戦で活躍する20名もの著者が、がんに立ち向かうための治療法や患者の対応などを解説。

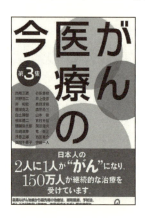

＜主な内容＞
第1章　最新・最適ながん治療
第2章　先端医療
第3章　がん予防
第4章　経学の論
第5章　患者を考える
第6章　患者力
第7章　医療情報

監　修　西尾 正道
編　纂　沖本 智昭
編　者　市民のためのがん治療の会
発行所　旬報社
体　裁　四六判224頁
定　価　定価1512円（税込）

# がんは放射線でここまで治る
## 第1集

　がんの3大療法の中で根治できるのは、手術と放射線治療しかないが、日本では放射線治療についての患者の認識は先進国中でも極端に低い。本書では、実際に放射線治療を受けた患者さんと担当医の双方が、等身大の姿の放射線治療の実態と効果を報告している。

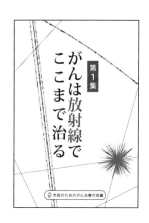

＜主な内容＞
第1章　今、がん治療を考える
第2章　がん症例と放射線治療
第3章　「市民のためのがん治療の会」協力医師名簿
第4章　放射線機器解説

監　修　西尾 正道
編著者　市民のためのがん治療の会
発行人　會田昭一郎
発行所　有限会社アイダ
体　裁　四六判 296 頁並製
頒　価　1,000 円（本体＋税、送料共）
申込先　市民のためのがん治療の会
　　　　FAX：042-572-2564　http://www.com-info.org/

# がんは放射線でここまで治る
## 第2集

第1集に引き続き、実際に放射線治療を受けた7人の患者さん(子宮頸がん、前立腺がん、乳がん、原発不明がん、腎臓がん、子宮頸部腺がん)と担当医の双方が、等身大の姿の放射線治療の実態と効果を報告。

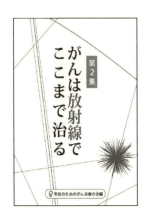

＜主な内容＞
第1章　今、がん治療を考える
第2章　がん症例と放射線治療
第3章　放射線機器解説

監　修　西尾 正道
編　纂　沖本 智昭
著　者　市民のためのがん治療の会
発行人　會田昭一郎
発行所　市民のためのがん治療の会
体　裁　四六判312頁
頒　価　1,200 円（送料共）
申込先　市民のためのがん治療の会
　　　　FAX：042-572-2564